Une fenêtre
sur les rêves

Pr ISABELLE ARNULF

Une fenêtre sur les rêves

Neurologie et pathologies du sommeil

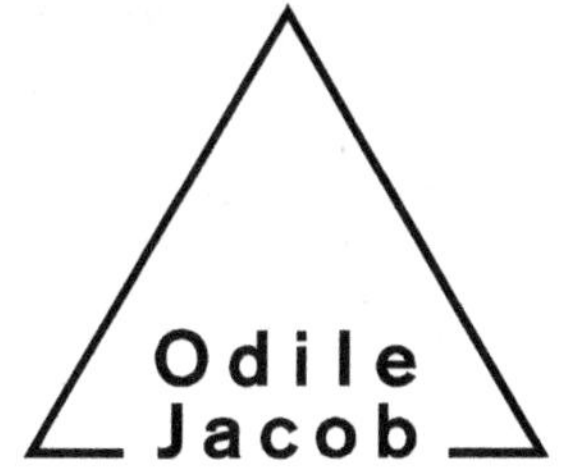

Introduction

Comme tous les soirs depuis soixante-douze ans, Pierre bâille, referme son livre, s'allonge confortablement, cale ses oreillers, embrasse Jeanne, qui partage son lit depuis cinquante ans, et éteint la lumière.

Depuis son plus jeune âge, il est passionné par les grands trains qui traversent le monde : ceux des romans de Jules Verne et d'Agatha Christie, avec leur mécanique puissante, leurs compartiments luxueux emplis d'histoires d'amour et de vengeance, la vapeur qui s'échappe de la locomotive, le hasard des rencontres et la grande aventure qui s'annonce. Alors, il a mis en place un rituel pour s'endormir : il imagine qu'il pilote le Transsibérien, ce train mythique qui part de Moscou et traverse la Russie, jusqu'au port de Vladivostok, d'où l'on peut embarquer pour le Japon. Il s'est construit une cabine de pilotage spéciale dans sa tête. Il y est allongé sur le ventre, les bras levés pour tenir les commandes, face aux rails. Dans son lit, il adopte la même position, prêt à partir. Le chef de gare siffle, il appuie sur les pédales et son train s'ébranle, puis roule, de plus en plus vite. Défilent d'abord devant ses yeux les prairies et leurs arbres, quelques églises, des vaches, des ponts, une ville entrevue à grande vitesse. Il n'atteint jamais Vladivostok, dans sa cabine mentale de pilotage. Il s'endort avant. Mais depuis soixante-douze ans, il a conduit ainsi les grands trains (Orient-Express, Transsibérien, Transmandchourien) dans toute l'Europe au moment de s'endormir.

Jeanne le regarde s'endormir : il ronfle doucement, comme son train. Il est calme, le visage apaisé par le sommeil. Elle s'étire à son tour, s'installe sur le flanc, se détend et s'endort en pensant au jardin de son arrière-grand-mère, celui avec des cassis à cueillir, un chat et des roses. À peine a-t-elle descendu quelques marches vers ce jardin qu'elle a l'impression d'en rater une et de tomber brutalement. Elle sursaute et se réveille.

Plus tard, tous les deux dorment paisiblement. La nuit est silencieuse, la couette douillette, les respirations régulières et profondes. Mais voilà soudain que Pierre, serré contre Jeanne, crie, sursaute, hurle : « Vous allez me le payer, salauds ! » Il roue sa table de nuit de coups de pied et de poing avant d'atterrir sur le sol et de se réveiller. Jeanne aussi est réveillée, un bleu apparaît sur sa tempe... Pierre est très ennuyé : « J'ai fait un cauchemar, dit-il à Jeanne. Nous étions dans la forêt, des hommes nous ont attaqués. Ils voulaient te faire du mal. Il fallait que je te défende, je me suis battu comme un lion. »

De nombreuses personnes ont, comme Pierre, un sommeil agité de rêves en actes. D'autres sont somnambules, ou crient la nuit, pensant que le plafond s'écroule sur eux ou qu'ils sont enterrés vivants. D'autres encore ont le sentiment, en s'endormant, de sortir de leur corps et de voler librement dans les airs.

Le monde de la nuit, avec les rêves, les hallucinations et les comportements qui l'accompagnent, constitue un continent encore à peine exploré. Les rêves – c'est-à-dire ce que voient nos yeux et ce que ressentent nos sens quand nous dormons – témoignent du voyage nocturne de notre esprit pendant six à huit heures chaque jour de notre vie. Ce qu'il s'y passe devient de plus en plus accessible, non seulement grâce aux récits de rêves des voyageurs de la nuit à leur retour dans la veille, mais aussi grâce désormais aux comportements observés et aux paroles enregistrées dans des laboratoires de sommeil, couplés à des capteurs mesurant l'activité du cerveau, des yeux, du cœur, des muscles et la respiration. On y entrevoit un monde de petits conflits ordinaires, d'échecs, de situations kafkaïennes, mais aussi quelques magnifiques expériences de vol au-dessus de la Terre, de couleurs nouvelles, de respiration aisée sous l'eau, des découvertes qui dépassent les capacités de l'imagination humaine en éveil.

Vous montez à bord ?

CHAPITRE 1

Comment mesurer les rêves ?

Aujourd'hui, nous avons rendez-vous avec le bio-statisticien de notre université, Jean-Louis. Il incarne l'image d'Épinal du mathématicien : de grosses lunettes, une politesse timide teintée d'une grande gentillesse et d'une immense intelligence. Il se prépare à analyser nos résultats grâce à ses puissants logiciels statistiques. Le thème de notre recherche est : les étudiants en première année de médecine rêvent-ils qu'ils échouent au concours avant de le passer ? Et ces rêves prédisent-ils échec ou réussite le lendemain ?

Quand nous arrivons, il sourit : « C'est marrant, ton sujet. Moi aussi j'ai rêvé d'échec avant mes concours en classe préparatoire de mathématiques. Tu sais, j'en ai parlé à ma femme hier soir, qui est médecin elle aussi. Elle m'a dit qu'on pouvait dire tout et son contraire sur le rêve, donc n'importe quoi. Mais moi, tu sais, je ne suis pas d'accord : on peut analyser correctement toutes les données, y compris celles issues de recueil de rêves, pourvu que la méthode de recueil et d'analyse des récits obéisse aux règles de bonne pratique scientifique. »

Depuis que Jean-Louis analyse les données de recherche que nous recueillons, que ce soit des mesures du temps de sommeil, du taux sanguin d'une hormone ou d'une échelle de qualité de sommeil, il sait que nous suivons ces règles. Pourtant, comment les appliquer à quelque chose d'aussi évanescent et subjectif que les rêves ? Comment en étudier les mécanismes ? L'épouse de Jean-Louis, comme beaucoup de Français, n'a probablement été informée que de l'approche populaire ou psychanalytique des rêves, qui n'en mesure ni la production ni les caractéristiques, et ne tient pas compte du récit brut pour lui-même (ce qu'on appelle le contenu manifeste), mais au contraire l'interprète et cherche à lui donner un sens symbolique, qui n'est basé sur aucun élément un tant soit peu validé. Or, avant d'interpréter des données, même subjectives (de nombreux chercheurs travaillent tout à fait sérieusement sur la douleur, qui est par définition une expérience purement subjective !), il faut qu'elles soient recueillies sans biais, de préférence en grand nombre. Il faut également établir ce qui est « normal » (c'est-à-dire ce dont rêvent 95 % de la population) et faire analyser toutes les données de la même manière par différentes personnes. Ainsi, nous verrons par exemple comment les récits de rêve de marche ont été comparés chez les personnes privées de la faculté de se déplacer (soit de naissance, soit suite à un accident) et chez les personnes valides, sans que les personnes analysant les récits ne sachent s'ils émanaient d'une personne paraplégique ou non.

Comment se forme le souvenir
de rêve ?

Lorsque nous dormons, nous rêvons, mais nous ne savons pas que nous sommes en train de rêver (à l'exception des rêveurs lucides que nous évoquerons au chapitre 12) : nous adhérons à l'histoire de notre rêve comme à un événement en train de se dérouler. Au réveil, nous nous souvenons du rêve ou de certains fragments, puis transformons cette trace mnésique en un récit sous forme verbale ou imagée (bande dessinée, dessin, film). Ainsi, le rêve passe par trois formes : l'expérience du rêve en cours (le rêve vécu), la remémoration du rêve au réveil (le rêve souvenir) et la transcription du rêve en un récit ou sous une autre forme artistique (le rêve récit, sur lequel les chercheurs vont travailler). Le passage du rêve à son compte rendu s'effectue en deux étapes : d'abord le rêve vécu doit être mis en mémoire pour être évoqué au réveil, puis l'évocation du rêve est elle-même décodée par introspection pour prendre la forme d'un compte rendu.

L'étude scientifique des rêves se heurte donc à plusieurs biais : l'oubli, la reconstruction, l'interprétation, la censure et la saillance (c'est-à-dire le fait de se rappeler mieux un rêve plus dérangeant ou plus marquant que les autres). Par définition, les rêves sont des souvenirs – des souvenirs de pensées, de sensations, d'hallucinations et d'émotions survenues pendant le sommeil et rapportées en éveil quelques minutes après l'expérience onirique. L'oubli du rêve ou d'une partie de celui-ci est donc l'un des plus grands obstacles à son étude. La capacité de se souvenir de ses rêves varie beaucoup d'un individu à l'autre et dépend de plusieurs facteurs tels que l'âge, l'intérêt personnel porté aux rêves, la personnalité, les capacités visuelles et créatives, l'environnement culturel et professionnel, ainsi que les préoccupations affectives. D'autre part, de nombreuses distorsions peuvent affecter les récits à cause de phénomènes de reconstruction et d'interprétation du rêve au moment où celui-ci est rapporté. En outre, certaines expériences subjectives peuvent être difficiles à décrire verbalement (par exemple, les émotions, les scènes complexes, les objets qui n'existent pas dans la réalité, les expériences inhabituelles, etc.). Enfin, certains contenus jugés embarrassants (pensées immorales ou contenu sexuel, par exemple) peuvent être tout simplement censurés par le rêveur. Les rêves marquants, inhabituels, très bizarres ou qui ont provoqué un réveil (c'est le cas des cauchemars) vont être plus facilement mémorisés : c'est le biais de saillance. Par exemple, le rêve au cours duquel on perd toutes ses dents, que plus de 75 % de la population normale a déjà fait au moins une fois dans sa vie, représente moins de 0,05 % des récits collectés systématiquement parmi les 22 000 présents dans la banque de données mise en ligne par les équipes de recherche de l'Université de Santa Cruz[1], en Californie. Pourtant, tous ceux qui l'ont fait s'en souviennent encore et on le retrouve dans toutes les clés des songes populaires (avec diverses interprétations, évidemment jamais validées, telles que l'annonce du décès d'un proche).

Jusqu'à récemment, on pensait que les limites de recueil de rêve étaient incompressibles et qu'il n'y avait aucun moyen de mesurer l'écart entre l'expérience origi-

---

1. www.dreambank.net/.

nale du rêve et son souvenir à l'éveil. Ces biais laissaient libre cours à diverses théories, telles que celle de penser que le rêve n'était créé qu'au réveil (théorie de Goblot), ou que le cerveau disposait de plusieurs scénarios de rêve en réserve, dont l'un pouvait être évoqué par un bruit (comme si le cerveau choisissait dans une vidéothèque interne, en fonction du bruit environnant, un film qui contiendrait le scénario de rêve le plus probable pour ce bruit). La découverte de comportements oniriques complexes chez certains dormeurs, l'étude des somnambules, des personnes qui parlent en dormant, des émotions qui se traduisent sur le visage des dormeurs, des hallucinations de réveil, des rêveurs lucides, et les progrès de l'imagerie fonctionnelle ont totalement changé la donne en réfutant ces théories. On est désormais capable de mesurer l'écart entre le rêve dont se souvient le dormeur et les données qu'a observées le scientifique pendant que le dormeur rêvait.

Comment recueille-t-on les rêves ?

Les récits sont généralement recueillis lors des réveils spontanés (le plus fréquent étant le recueil du rêve le matin au réveil) ou lors de réveils provoqués par l'investigateur (à l'aide d'une sonnerie, qui réveille et rappelle la consigne d'écrire ou de dicter son rêve, ou par un chercheur qui entre dans la chambre, réveille et interroge le dormeur, en recueillant son récit à l'aide d'un dictaphone), en laboratoire de sommeil ou à la maison. Les smartphones, qui dorment souvent auprès de leur propriétaire et sont équipés d'un enregistreur vocal, permettent aussi de recueillir aisément les récits de rêve.

Parmi tous les facteurs qui déterminent l'obtention d'un récit de rêve, celui qui s'est révélé finalement le plus important, dès les années 1960, est la façon dont on pose la question au patient. En effet, si on lui demande : « À quoi étiez-vous en train de rêver au moment où vous avez été réveillé ? », on n'obtient pas le même récit que si on lui pose la question suivante : « Qu'est-ce qui vous passait par la tête au moment où vous avez été réveillé ? » En effet, tout le monde n'a pas la même définition du rêve : certains ne vont pas considérer comme des rêves certaines pensées ou émotions qu'ils avaient en tête avant d'être réveillés, ou les rêves ordinaires, sans bizarrerie ou faiblement scénarisés. C'est à cause de cette différence de méthode dans le recueil des rêves que les chercheurs ont cru, pendant quelques années, entre 1954 et 1966, que les rêves ne survenaient que dans une seule phase du sommeil : le sommeil paradoxal.

La mesure des rêves

Un de mes professeurs aimait à répéter que la science consistait d'une part à compter et classer, et commençait avec un instrument de mesure : par exemple, la recherche sur la régulation de la température par le corps a pu débuter dès l'invention du thermomètre. Alors quel est l'instrument de mesure des rêves ? l'« oniromètre » ? et que mesure-t-il ?

Tout d'abord, on peut mesurer la présence ou l'absence de récit de rêve, et sa fréquence : ainsi, la population normale rapporte en moyenne deux rêves par semaine. Il existe évidemment une grande variabilité entre les individus : certains (rares, moins de 0,4 % de la population) n'ont absolument jamais eu aucun souvenir de rêve de toute leur vie (et n'en rapportent aucun quand on les réveille pendant le sommeil paradoxal ; on les appelle les « non-rêveurs »), alors qu'à l'autre extrême, d'autres sont capables de rapporter cinq à dix rêves par nuit. Il n'y a pas de différences majeures entre le sommeil de ceux qui se souviennent beaucoup ou peu de leurs rêves, à l'exception (en moyenne, bien sûr) de réveils plus fréquents au cours de la nuit chez les personnes qui s'en souviennent aisément : cela suggère que les réveils permettent de mémoriser plus facilement les rêves. Chez un individu donné, le nombre de récits de rêves augmente avec le temps lorsqu'on demande de tenir un carnet de rêves, peut-être parce que le sujet y porte plus d'attention. Cette fréquence de souvenir des rêves se stabilise après deux semaines de tenue de carnet de rêves. Elle diminue avec l'âge après une pointe à l'adolescence. Elle dépend du moment où on réveille les dormeurs : si on les réveille après 10 minutes de sommeil paradoxal, 97 % des personnes jeunes et 81 % des sexagénaires se souviennent d'un rêve. Ce chiffre chute à 54 % (mais pas à 0 % !) lorsqu'on réveille les personnes pendant le sommeil lent. Enfin, les femmes se rappellent plus souvent leurs rêves que les hommes.

Quand les récits des rêves sont dictés immédiatement au réveil sur un enregistreur puis transcrits par écrit, ou écrits directement sur un carnet de rêves (ils sont alors un peu plus condensés que quand ils sont rapportés oralement), ils peuvent faire l'objet, comme n'importe quel texte, d'une analyse. Un travail préliminaire consiste à compter, pour chaque récit, le nombre total de mots, puis le nombre de mots significatifs, en excluant les mots introducteurs (tels que « j'ai rêvé que », « je ne sais pas exactement », etc.), les répétitions et les articles. Cela fournit une première information sur la longueur du rêve, une sorte de « poids ». Les récits peuvent ne contenir qu'un seul mot significatif (« j'ai rêvé de ma *sœur* ») ou plusieurs centaines. Cette première analyse a montré qu'un récit de plus de 40 mots provient exclusivement de réveils en sommeil paradoxal. Chez des personnes dont le sommeil n'a pas été enregistré, on peut donc choisir de restreindre l'analyse aux récits de plus de 40 mots, afin d'être certain qu'il ne s'agit que de récits issus du sommeil paradoxal : certes, on risque alors de ne pas tenir compte d'authentiques autres rêves de sommeil paradoxal plus courts, mais au moins ont été éliminés ceux de sommeil lent. C'est par exemple ce choix qui a été fait dans l'analyse des rêves des personnes sourdes-muettes, décrit dans le chapitre 3.

Dans une autre méthode, il est possible aussi non pas de compter les mots mais les phrases : l'analyse propositionnelle des rêves fonctionne en découpant les récits en propositions (c'est-à-dire en phrases, construites autour d'un verbe). Nous l'avons utilisée, entre autres méthodes, pour comparer la présence de propositions évoquant la marche dans les récits de rêve des personnes paraplégiques par rapport aux sujets valides.

L'analyse du contenu des rêves

L'analyse du contenu du récit de rêve s'intéresse aux éléments qui constituent le scénario de celui-ci.

Parmi toutes les méthodes proposées, la plus utilisée dans le monde est celle de Hall et Van de Castle[2], mise en place en 1966. Elle consiste à subdiviser le récit en différentes catégories : personnages (animaux, humains, créatures ni humaines ni animales), environnements physiques ou décors (lieux, objets), activités (physiques, verbales, intellectuelles), interactions sociales (agression, actes amicaux, sexualité), succès ou échec et émotions (appréhension, tristesse, colère, confusion, bonheur). Hall et Van de Castle ont recueilli cinquante mille rêves de plus de cinq cents personnes, hommes et femmes, en sommeil lent comme en sommeil paradoxal, et établi grâce à cette grande base de données des normes selon l'âge et le sexe. Ils ont très rapidement démontré que les émotions négatives comme la colère et la peur étaient beaucoup plus fréquentes en rêve que les émotions positives comme la joie ou le plaisir. Ces émotions sont bien sûr rapportées par le rêveur ; elles ne doivent en aucun cas être déduites du récit par un investigateur externe, car l'émotion est une perception subjective. Les mêmes auteurs ont montré que le sens le plus utilisé en rêve était la vision (40 %), alors que les sensations gustatives et olfactives n'étaient décrites que dans 1 % des rêves. Ces chiffres obtenus dans la population générale sont différents si l'on étudie des groupes particuliers, comme des personnes aveugles par exemple (voir chapitre 3, « Les aveugles verront et les sourds entendront »). Je n'ai pas connaissance d'une étude menée chez les fins œnologues ou gastronomes

---

2. Hall C., Van de Castle R., *The Content Analysis of Dreams*, New York, Appleton Century Crofts, 1966.

français, mais on peut parier sur une utilisation plus élevée de l'odorat et du goût chez ces derniers.

En fonction du sujet d'intérêt des chercheurs, d'autres échelles d'analyse du contenu ont été développées. La bizarrerie des rêves intrigue. Elle s'observe plus souvent lors des rêves recueillis en sommeil paradoxal. L'échelle de bizarrerie de Revonsuo estime le nombre de bizarreries présentes dans un rêve et les catégorise[3]. Elle permet de décomposer le récit en 14 catégories d'éléments (soi, lieux, temps, personnages, animaux, parties du corps, plantes, objets, événements, actions, langages, cognitions, émotions et sensations), puis classe chacun selon son étrangeté. Les éléments bizarres sont classés en « incongrus » (« distordus », « exotiques » ou « impossibles »), « vagues » et « discontinus ». Par exemple, « J'étais dans une voiture géante » comporte trois éléments : soi-même (Je), un lieu et un objet, dont deux (Je et le lieu) sont non bizarres et un seul (la voiture géante) est bizarre. Cette bizarrerie est une incongruité, car la voiture est distordue (anormalement grande).

Les mêmes auteurs ont mis au point une échelle de menace, en particulier parce qu'ils s'intéressent au rêve comme façon de s'entraîner à faire face à des dangers dans le cadre d'une réalité virtuelle[4] (voir les chapitres 5 et 8, sur les comportements oniriques et les terreurs nocturnes). Six éléments sont ainsi mesurés : la nature de la menace (par exemple : échecs, fuites et poursuites), sa

---

3. Revonsuo A., Salmivalli C., « A content analysis of bizarre elements in dreams », *Dreaming*, 1995, 5, p. 169-187.
4. Revonsuo A., Valli K., « Dreaming and consciousness : Testing the threat simulation theory of the function of dreaming », *Psyche*, 2000, 6 (8), p. 1-31.

cible (soi ou quelqu'un d'important pour soi), sa sévérité (mineure ou vitale), la possibilité de réagir et la nature de la réaction. Dans le récit de rêve suivant : « J'ai été attaqué par un braqueur. Il a pointé son pistolet sur moi, mais mes cris l'ont fait fuir », la menace est une agression, de sévérité potentiellement mortelle. Le rêveur a eu la possibilité de réagir et a réagi d'une façon possible et raisonnable.

Quelles erreurs éviter dans l'analyse de rêve ?

À partir du moment où un chercheur s'intéresse à un récit de rêve et en décompte les différents éléments, selon l'analyse Hall et Van de Castle ou selon les échelles de bizarrerie ou de menace, il projette sur le récit de quelqu'un d'autre une analyse qui présente forcément de nombreux éléments subjectifs. Il y a un risque important qu'il veuille y trouver ce qu'il cherche. C'est un biais très fort chez le chercheur, qu'il peut toutefois réduire de différentes manières.

La première est de ne pas connaître le groupe auquel appartiennent les auteurs des rêves qu'il analyse. Ainsi, si on recherche la mention de paroles prononcées ou entendues par des personnes sourdes-muettes dans leurs rêves, il faut qu'une personne extérieure numérote les récits de rêves et mélange les rêves de ces personnes avec les rêves des personnes entendantes. On donne ensuite les rêves à analyser à au moins deux évaluateurs qui vont les analyser chacun de leur côté. Les codages obtenus sont ensuite comparés. Tout ce qui est concordant est conservé pour la suite des analyses.

Enfin, sauf exception, mieux vaut se garder de dévoiler à la personne dont on recueille les rêves le but véritable de l'étude, sinon il risque fort de sélectionner et de détailler plus les rêves susceptibles d'intéresser l'investigateur. Nous verrons par exemple que, dans l'étude des rêves des personnes paraplégiques (chapitre 3), l'étudiante a expliqué aux participants qu'elle s'intéressait à la reconnaissance des visages en rêve afin de brouiller les pistes.

On applique donc au recueil et à l'analyse des récits de rêve les mêmes critères que ceux utilisés dans des études menées dans d'autres domaines cognitifs subjectifs, tels que l'étude des émotions, de la douleur et de nombreux processus de pensée. Les bases de données sur les rêves comportent essentiellement des chiffres, et l'on peut donc compter, classer et mesurer. Cela n'enlève en rien toute la « chair » du rêve, tous ces récits parfois merveilleux, extraordinaires ou bizarres.

Pour ajouter encore plus d'objectivité dans l'analyse des rêves, la plupart des journaux scientifiques demandent s'il est possible de mettre en ligne les récits eux-mêmes (évidemment sans jamais citer de nom) afin que d'autres chercheurs puissent travailler dessus. Ces analyses de groupe, contenant de préférence un grand nombre de participants, sont complémentaires des analyses individuelles. De nombreuses études n'ont pas comparé des groupes de rêveurs entre eux, mais ont profité de carnets de rêves bien tenus pendant de nombreuses années par une seule personne, d'autant plus utiles que cette même personne tenait également un journal de ses activités diurnes. On verra ainsi comment ces études longitudinales ont aidé à comprendre si l'on rêvait plus ou moins de son conjoint avant ou après une séparation, ou si l'on volait plus en rêve après avoir pris l'avion pour la première fois.

CHAPITRE 2

La vie rêvée est-elle la vie réelle ?

D'où viennent les éléments du rêve ?

Un des grands débats qui animent la communauté scientifique autour du rêve est celui de la continuité et de la discontinuité : les éléments qui composent les rêves sont-ils puisés dans les souvenirs de la journée qui précède et ceux du corpus autobiographique, ou s'agit-il au contraire de faits totalement inédits pour le dormeur ? Le menuisier rêve-t-il de meubles à construire ou de chasse au lion dans la savane ? La mère de famille rêve-t-elle de courses et d'enfants, ou devient-elle en rêve un homme qui séduit une belle jeune fille ? Lors d'une recherche, si certains éléments de la biographie du rêveur sont repris dans les scénarios de ses rêves, alors il y aura un intérêt à déterminer lesquels pour soutenir les hypothèses actuelles sur les fonctions du sommeil et du rêve : consolider la mémoire et adoucir les émotions de la journée. En effet, on sait maintenant que si un rat apprend à trouver son chemin dans un labyrinthe en journée, certains neurones de l'hippocampe, appelés neurones de lieu, rejouent le tracé du labyrinthe pendant le sommeil, et qu'il est alors mieux mémorisé le lendemain matin[1]. Si on bloque ces neurones pendant la nuit, le rat ne se souvient plus du labyrinthe le lendemain. Il est par contre impossible de savoir si le rat rêve du labyrinthe, se représente mentalement en train de le refaire ou d'effectuer un chemin similaire, ou si ce sont de simples activités électriques qui ne se traduisent par aucune image mentale. Seule l'équipe du professeur Robert Stickgold, à Harvard, a apporté quelques éléments dans ce sens. Ils ont appris à des étudiants à jouer à un jeu vidéo dans lequel ils devaient suivre un parcours constitué de damiers et de tours. Ensuite, ils ont fait veiller certains d'entre eux et fait faire une sieste à d'autres. Lors de la partie qui a suivi, la performance au jeu des étudiants qui avaient fait une sieste de deux heures était bien meilleure que celle de ceux qui n'avaient pas dormi. Et, surtout, les meilleurs résultats ont été obtenus par ceux qui ont rêvé du jeu[2] (que ce soit en entendant sa musique dans leur tête au moment de l'endormissement, ou en revoyant le damier, ou en ayant modifié le scénario au point de transposer le parcours du jeu dans des grottes). Ces arguments sont récents, mais sont en faveur d'une réexécution partielle dans le contenu onirique du dormeur des techniques qui viennent d'être apprises. Ainsi, l'étudiant qui rêve de ses cours pourrait bien être en train de les mémoriser.

---

1. Wilson M. A., McNaughton B. L., «Reactivation of hippocampal ensemble memories during sleep», *Science*, 1994, 265, p. 676-679.
2. Wamsley E. J., Tucker M., Payne J. D., Benavides J. A., Stickgold R., «Dreaming of a learning task is associated with enhanced sleep-dependent memory consolidation», *Curr. Biol.*, 2010, 20, p. 850-855.

Il existe de nombreux autres arguments en faveur d'une continuité entre la vie réelle et la vie rêvée, à commencer par les très nombreuses insertions d'éléments biographiques. La mémoire des faits récents (dite « épisodique ») semble très souvent en jeu pendant les rêves. En faisant tenir à la fois un journal de rêves (en tout, 300 rêves ont été recueillis) et un journal des faits quotidiens à 29 personnes pendant deux semaines, l'équipe de Stickgold a montré que plus de 65 % des événements des rêves ont trait directement à un événement diurne des jours précédents ; par contre, il ne s'agissait de leur réexécution exacte que dans 2 % des cas : les faits vécus la journée étaient souvent modifiés, réinsérés, soit dans un autre lieu, soit avec d'autres personnages, et une longue histoire pouvait ne contenir qu'un petit élément insignifiant de la journée[3]. Cela suggère que les rêves ne reproduisent pas exactement la vie réelle, mais la reconstruisent autrement : ils créent ainsi un tissage différent, insérant des éléments nouveaux dans des histoires anciennes.

L'immense majorité des rêves met en scène des préoccupations ordinaires qui ont trait à la famille, aux personnes aimées, aux activités de loisirs, et aux interactions avec les personnes avec lesquelles le dormeur étudie ou travaille. Ce type d'étude a été mené principalement sur des recueils de rêves individuels longitudinaux, collectés pendant dix à trente ans, et comparés aux activités et préoccupations de la personne telles qu'elles sont notées

---

3. Fosse M. J., Fosse R., Hobson J. A., Stickgold R. J., « Dreaming and episodic memory : A functional dissociation ? », *J. Cogn. Neurosci.*, 2003, 15, p. 1-9.

dans son journal intime. Par exemple, un homme a noté 6 626 rêves de 1988 à 2005, période durant laquelle il est sorti avec la même femme à trois reprises, pendant des périodes d'un à deux ans, entrecoupées de séparations parfois houleuses de plusieurs années[4]. Il mentionne sa partenaire dans 521 de ses rêves, et clairement beaucoup moins lorsqu'ils sont séparés (3 à 9 % des rêves) que lorsqu'ils sont ensemble (16 à 23 % des rêves). De plus, lorsqu'ils sont séparés dans la vie réelle, ils le sont également plus souvent dans les rêves ; de même, ils partagent plus d'activités dans les rêves quand ils sont ensemble dans la réalité. Par contre, le pourcentage de rêves érotiques mettant en scène sa partenaire est similaire, qu'ils soient ensemble ou séparés ; il arrive aussi régulièrement, même lors des périodes de séparation, qu'une autre personne (étrangère, nouvelle petite amie, copain) se métamorphose en rêve et prenne le visage de sa partenaire.

Rêves d'hommes et rêves de femmes

Très tôt, les universitaires ont cherché à comparer les types de rêves des filles à ceux des garçons. Ainsi, aux États-Unis, les rêves des femmes et des hommes sont extrêmement semblables. Par contre, certaines catégories de rêves, comme celle qui a trait à l'agressivité, se déclinent sur un mode d'agression physique chez les hommes (bagarres) et d'exclusion ou de rejet social et de

---

4. Schredl H., « Dreams of a romantic partner in a dream series : Comparing relationship periods with periods of being separated », *IJODR*, 2011, 4, p. 127-131.

critique chez les femmes – comme dans la vie réelle, soulignent les auteurs. Aussi, les hommes s'engagent plus en rêve dans des activités physiques et les femmes plus dans des conversations. En 1966, il apparaissait dans les rêves des hommes plus d'outils et de voitures, et dans ceux des femmes plus de vêtements et d'objets domestiques. Les rêves de relation sexuelle, de baisers et de câlins sont, parmi les 22 000 rêves de la DreamBank, quatre fois plus fréquents chez les hommes que chez les femmes, pour ne représenter cependant que 4 % de tous les rêves des hommes et 0,5 % de tous les rêves des femmes. Les hommes rêvent plus d'hommes que de femmes (67 %), alors que les femmes rêvent autant des deux (48 %) et un peu plus de gens qu'elles connaissent. Enfin, le rêve a plus souvent pour décor l'intérieur et le cercle familial chez les femmes. Tous ces éléments, qui semblent sortis tout droit d'un magazine féminin, semblent toutefois soutenir l'hypothèse de continuité entre vie réelle et rêve.

Et si le rêve comprenait aussi des éléments jamais vécus ?

Certains éléments marquent une discontinuité majeure entre la vie réelle et la vie rêvée. Perdre toutes ses dents, voler ou se retrouver nu en public sont des exemples frappants de phénomènes jamais vécus, qui ont inspiré les auteurs de « clés des songes » ou les psychanalystes qui les interprètent de toutes les façons possibles.

PERDRE SES DENTS

Plus de 77 % des personnes interrogées rapportent avoir déjà rêvé qu'elles perdaient leurs dents. Cependant, bien qu'ils surprennent le dormeur, ces rêves sont extrêmement rares. Cela a été montré grâce à la banque de rêves DreamBank[5] mise en ligne par William Domhoff, de l'Université de Santa Cruz, en Californie. En 2008, elle contenait plus de 22 000 récits de rêves, provenant soit de groupes (enfants, adolescents, adultes étudiés par des universitaires[6]), soit de séries longitudinales (plusieurs personnes recueillant elles-mêmes leurs rêves pendant trente ans). Il est possible, grâce à la fonction « rechercher », d'identifier dans ces récits de rêves transcrits, numérisés et accessibles sur leur site Internet, combien de fois un mot (par exemple « dents », « nu » ou « sexe ») apparaît et d'en déduire la fréquence de rêve mettant en scène telle ou telle situation. On peut aussi comparer leur fréquence entre homme et femme, en fonction de l'âge, du pays ou de l'ethnicité. Plusieurs chercheurs indépendants peuvent effectuer la même recherche (le lecteur d'un article sur les rêves peut refaire la recherche en reprenant les récits donnés par l'auteur) et vérifier s'ils aboutissent au même résultat, ce qui permet de se préserver du biais d'interprétation personnelle. Domhoff a donc utilisé cette banque de données pour rechercher la fréquence de trois rêves dits « typiques » ou « universels » : voler sans aide, être tout

---

5. www.dreambank.net/.
6. Par exemple, le recueil systématique et anonyme des rêves chez 500 étudiants de Cleveland, dans l'Ohio, pendant six mois qui a servi à développer l'échelle normative de Hall et Van de Castle.

nu en public ou perdre ses dents. À la surprise générale, moins de 1 % des récits comportaient un de ces trois rêves typiques[7]. Le prototype du rêve le plus fréquent était une reproduction relativement fidèle de la vie réelle, un peu plus tracassée cependant. Cela suggère que nous sommes victimes d'un biais de rappel : ces rêves dits « typiques » (qui, en réalité, ne le sont pas), en discontinuité nette avec la vie de tous les jours, nous surprennent et nous marquent. Nous nous les rappelons mieux, nous les racontons plus et nous cherchons plus à les interpréter.

VOLER EN RÊVE

L'un des rêves qui s'éloignent de la façon la plus évidente de la vie réelle est celui de voler dans les airs. Alors que 30 à 63 % des personnes interrogées ont au moins une fois dans leur vie volé en rêve, ce rêve est relativement peu fréquent au cours d'une vie : seulement 1,2 % des 1 910 rêves recueillis (et 0,5 % parmi 3 309 rêves de la DreamBank) comportent un vol sans assistance[8]. Cependant, les moniteurs de vol à voile volent beaucoup plus en rêve que les autres, ce qui va dans le sens de l'hypothèse de continuité.

En étudiant le carnet de rêves d'un homme qui, depuis l'âge de 22 ans, avait recueilli 6 701 de ses rêves (entre 1984 et 2000), Michael Schredl, un grand chercheur allemand sur le rêve, a ainsi identifié 1,7 % de rêves

---

7. Domhoff G. W., Schneider A., « Studying dream content using the archive and search engine on DreamBank.net », *Conscious Cogn.*, 2008, 17, p. 1238-1247.
8. Barrett D., « Flying dreams and lucidity : An empirical study of their relationship », *Dreaming*, 1991, 1, p. 129-134.

de vol sans avion ni aile : le rêveur volait uniquement avec son corps dans 80 % des cas, surtout allongé sur le ventre ou assis, et dans 20 % des cas avec une voiture, une bicyclette ou une maison qui devenaient volantes[9].

Il volait délibérément, principalement en agitant les bras comme s'il ramait ou nageait (très peu grâce à ses pieds) ou commençait par courir, sauter, et il s'envolait alors qu'il était poursuivi. Il s'était mis à voler beaucoup plus souvent en rêve après avoir pris l'avion pour la première fois de sa vie.

Ces rêves de vol, bien qu'ils soient peu fréquents, ont inspiré différentes interprétations psychanalytiques : selon Carl Gustav Jung, ils représenteraient le dépassement de soi-même, l'impuissance sexuelle selon Freud ou l'évitement, ou au contraire le fait de se sentir bien émotionnellement (à l'opposé des rêves de chute). D'autres y ont vu plus prosaïquement la transposition dans le scénario du rêve des modifications corporelles liées en particulier au sommeil paradoxal (paralysie du corps, très nette réduction des afférences sensitives, modification de l'organe de l'équilibre), la transposition dans l'air d'expériences réelles de flottement acquises dans l'eau ou encore tout simplement celle ressentie par un enfant quand son père « fait l'avion » en le faisant tournoyer au bout de ses bras. Cet élément de discontinuité entre vie réelle et vie rêvée est utilisé par les rêveurs lucides (voir chapitre 12), d'une part pour se rendre compte qu'ils sont en train de rêver (puisqu'il est impossible de voler sans aide dans la

---

9. Schredl M., « Frequency and nature of flying dreams in a long dream series », *IJODR*, 2011, 4, p. 31-34.

réalité) et d'autre part pour tester leur lucidité (« si je suis en train de rêver, alors je dois pouvoir m'envoler »).

LIRE OU FAIRE L'AMOUR

Un autre exemple de discontinuité entre rêve et réel a trait aux activités intellectuelles. Lire, écrire et compter sont des activités réalisées quotidiennement pendant de longues heures par les étudiants. Curieusement, il a été remarqué assez tôt que la lecture était peu fréquente et difficile en rêve. Un de nos étudiants en première année de médecine rapporte par exemple ce rêve la veille d'un concours : « Je me retrouvais devant ma copie et le texte était incompréhensible. Pourtant, autour de moi, tout le monde semblait lire sans problème. » Stephen LaBerge, pionnier des rêveurs lucides, note que même ces derniers ont du mal à déchiffrer plus d'un ou deux mots en rêve. Ernest Hartmann, chercheur sur le rêve à l'Université de Newton, dans le Massachusetts, remarque ainsi que, parmi 456 rêves recueillis chez des étudiants, aucun ne comporte de scène de lecture ni d'écriture, et un seul rapporte un épisode de comptage et de calcul[10].

Chez 240 étudiants très bons rêveurs (c'est-à-dire qui se souviennent d'au moins sept rêves par semaine) et qui évaluent à plus de six heures par jour le temps occupé à lire, écrire et compter, ces trois activités étaient très rares ou absentes des rêves de 90 % d'entre eux. Par contre, la marche, les conversations avec des amis et l'activité sexuelle étaient proportionnellement représentées aussi

---

10. Hartmann E., « We do not dream of the 3 R's : Implications for the nature of dreaming mentation », *Dreaming*, 2000, 10, p. 103-110.

souvent en rêve que dans la vie réelle. Ces résultats ont été reproduits par plusieurs équipes, incluant celle de Michael Schredl, qui montre aussi la faible présence d'ordinateur (contrairement aux jeux sur écran inclus dans ces ordinateurs, par contre) et de claviers dans les rêves d'étudiants qui pourtant s'en servent tous les jours[11].

POURQUOI EST-IL SI DIFFICILE DE LIRE EN RÊVE ?

Plusieurs hypothèses ont été proposées pour expliquer ce contraste. Nous rêverions plus souvent d'activités primitives (moins évoluées en phylogénie et en ontogénie) chez l'homme que des apprentissages plus récents et élaborés dans l'évolution, disent les uns. Schredl montre cependant chez 131 étudiants que, si la lecture est plus rare en rêve (7 % des activités en rêve) que dans la réalité diurne (23 % du temps de la journée), conduire une voiture est trois fois plus fréquent en rêve qu'en réalité. Il est alors difficile de penser que les rêves privilégient les activités archaïques... De plus, d'autres activités modernes telles que téléphoner ou regarder la télévision surviennent aussi fréquemment en rêve que dans la réalité. Le cerveau n'est pas capable en sommeil d'activités intellectuelles de haut niveau intégratif, disent les autres. Il manque des neurotransmetteurs (noradrénaline, sérotonine) nécessaires à une attention très focalisée. Ainsi, les régions

---

11. Schredl M., « Continuity between waking life and dreaming : Are all waking activities reflected equally often in dreams ? », *Percept. Mot. Skills*, 2000, 90, p. 844-846.

cérébrales qui permettent la lecture, l'écriture et l'arithmétique en éveil semblent peu activées en sommeil lent comme en sommeil paradoxal. Les chemins cérébraux nécessaires à la lecture et à l'écriture seraient ainsi très souvent déficients pendant le sommeil. La raison exacte de cette désactivation sélective cérébrale n'est pas connue. Mais ces quelques éléments de discontinuité d'avec le réel pourraient être à l'origine des sentiments de bizarrerie et de difficultés (petites tracasseries) ressentis dans de nombreux rêves.

Pour tenter de comprendre un peu mieux si les rêves sont bâtis en continuité ou non avec le réel, les chercheurs s'intéressent aussi, à partir de 2000, à des populations de personnes à qui il manque quelque chose (la vue, l'ouïe, la marche) dans la vie réelle, comme nous allons le voir dans le chapitre suivant.

CHAPITRE 3

Les aveugles verront
et les sourds entendront

À la recherche des sources du rêve, les scientifiques sont passés peu à peu de l'idée que ne viennent en rêve que des phénomènes et images qui ont été d'abord perçus pendant la veille (selon l'hypothèse de continuité entre vie d'éveil et vie de rêve) à quelque chose de plus complexe, qui fait référence non seulement à ce que nous percevons et ressentons, mais aussi à la façon dont nous nous représentons le monde, nous-mêmes et les actions des autres. Les travaux les plus récents s'intéressent ainsi aux rêves associés à des maladies qui dès lors deviennent des modèles pour inférer de la source des rêves : les personnes privées dès la naissance d'un sens (la vue, l'audition), d'un membre ou de la capacité de marcher retrouvent-elles ces fonctions en rêve ? Dans ce domaine, comme souvent en neurologie, écouter ce que disent les patients est riche d'enseignement – même si cela va parfois à l'encontre du sens commun.

Les rêves des sourds-muets

Un enquêteur de *L'Œil et la Main*[1] est venu à l'hôpital pour préparer une émission en langue des signes sur les rêves. Le tournage est complexe, puisqu'il faut parler face à la caméra, avec une interprète placée derrière moi qui traduit mes paroles en signes. Puis la caméra se tourne et filme l'enquêteur : il pose ses questions en langue des signes, et un interprète les traduit dans mon oreillette. On ne peut pas faire aisément de coupures, comme on les ferait sur un enregistrement audiophonique, car il faudrait aussi couper la traduction en langue des signes, qui est un peu décalée dans le temps. On reprend souvent. L'enquêteur signe les mots du sommeil : les doigts qui désignent les paupières qui se ferment pour signer le mot « sommeil », la lettre R mimée en croisant l'index et le majeur, qui sort en tournant de la tête pour signer le mot « rêve », la lettre R mimée en croisant l'index et le majeur qui sort en tournant du nez pour signer le mot « ronflement ». On le regarderait des heures. Bien sûr, il demande si les personnes sourdes-muettes rêvent différemment de celles qui entendent. Justement, Ursula Voss, à Bonn, en Allemagne, a travaillé sur ce sujet.

Dix personnes sourdes-muettes depuis la naissance notent leurs rêves pendant deux semaines, ainsi que 36 étudiants entendant normalement[2]. Les rêves des

---

1. *L'Œil et la Main* est une collection documentaire, bilingue français-langue des signes, ayant comme point de départ les interrogations originales des sourds. Elle est diffusée sur France 5.

2. Voss U., Tuin I., Schermelleh-Engel K., Hobson A., « Waking and dreaming : Related but structurally independent. Dream reports of congeni-

sourds-muets sont écrits dans un langage très simplifié : l'investigateur en rend le style plus fluide sans changer le fond, afin qu'on ne puisse détecter à la lecture qu'il s'agit de récit de rêve de personnes sourdes-muettes. Puis quatre évaluateurs lisent les récits et essaient de deviner s'il s'agit d'un rêve de personne entendante ou non. Or, entre les 66 rêves des sourds-muets et les 274 rêves des sujets entendants, les évaluateurs se trompent constamment : jamais ils ne reconnaissent les rêves de sourds-muets. En effet, les individus des deux groupes rêvent des mêmes thèmes, de la même façon : même nombre de personnages, mêmes interactions avec eux, mêmes couleurs, mêmes expériences sensorielles. Mieux, plusieurs récits de sourds-muets comportent des allusions claires au fait d'entendre et de comprendre la parole orale. Ainsi, l'une d'eux raconte : « J'étais dans une belle maison blanche, en Afrique, une sorte de grande villa. J'étais assise sur l'avant-dernière marche du perron. Les fenêtres étaient immenses et tout était très lumineux. J'ai regardé un groupe de gens qui passait. Soudain, j'ai vu mon amoureux arriver. Il regardait à gauche et à droite, et soudain a dit, de façon surprenante : "Je t'aimerai toujours." Puis il est parti et je suis restée sur place, pétrifiée. » Une autre jeune femme rapporte une longue histoire de chorale, dans laquelle elle chante à tue-tête. Une autre dormeuse se rêve récupérant des affaires dans une consigne : elle voit arriver et entend un groupe de jeunes filles parler à côté d'elle. Puis le téléphone portable de l'une d'elles

tally paraplegic and deaf-mute persons », *Conscious Cogn.*, 2011, 20 (3), p. 673-687.

sonne, et elle répond en anglais. La rêveuse est heureuse, car elle comprend l'anglais.

Tous ces récits, les évaluateurs les ont attribués à des personnes entendantes. Inversement, plusieurs personnes entendant et parlant normalement en éveil rapportent des rêves dans lesquels ils veulent crier, mais n'y parviennent pas, ou dans lesquels ils voient quelqu'un prononcer des mots sans qu'ils puissent entendre un seul son. Les évaluateurs se sont trompés et ont attribué ces récits à des personnes sourdes et muettes. Au total, 49 % des sourds-muets rêvaient de parole entendue et 43 % parlaient en rêve. Quand il a été demandé aux personnes de dire si elles entendaient réellement, elles ont rapporté qu'elles parlaient et entendaient en rêve sans effort et comme par télépathie. Donc les individus sourds-muets peuvent avoir le sentiment d'entendre et de parler en rêve, et les personnes entendant et parlant en éveil peuvent se rêver transitoirement muettes ou sourdes. Le monde onirique est finalement le même pour tous.

L'auteur montre aussi, de façon amusante, que parmi les quatre évaluateurs, les deux psychologues cliniciens, l'un psychanalyste et l'autre comportementaliste, se trompent beaucoup plus souvent dans l'attribution du rêve au bon rêveur que les deux évaluateurs non cliniciens : ils fondent leur raisonnement sur une généralisation abusive, pensant par exemple qu'une fonction (ici la parole, entendue ou prononcée) doit être d'autant plus mentionnée dans les rêves qu'elle a été vécue de façon traumatique en éveil. On retrouve aussi l'idée freudienne selon laquelle on réalise en rêve un désir profond – ici celui de ne plus être handicapé : quoi que l'on pense de cette théorie finaliste psychanalytique, elle ne peut en rien expliquer comment une personne qui n'a jamais entendu un mot en éveil entend sa voisine parler au téléphone en anglais.

L'HYPOTHÈSE DE LA PROTO-CONSCIENCE

Pourquoi ces expériences en rêve sont-elles plus riches et moins contraintes que celles de l'éveil, en particulier pour ces personnes sourdes et muettes ? Selon cette équipe, les perceptions sensorielles en rêve sont en grande partie déconnectées de celles du monde d'éveil : autrement dit, nous pouvons faire l'expérience de la parole sans réellement parler ni être certain que notre interlocuteur nous entend. Ainsi, en rêve, nous pouvons faire l'expérience d'un déplacement sans rétrocontrôle visuel ou sensitif, c'est-à-dire sans sentir que nos genoux se plient, par exemple. C'est exactement la même chose que pour les mouvements imaginés. Dans ce sens, le sommeil offre la possibilité d'une exploration sensorielle qui n'est plus, comme en éveil, limitée par nos capacités physiques, mais par les pouvoirs de notre imagination. Plus loin se profile l'idée que le sommeil paradoxal (les auteurs sont convaincus de n'avoir recueilli, même sans capteur, que des rêves de sommeil paradoxal car ils n'ont gardé que des rêves de plus de 40 mots) offre un terrain d'expérience virtuel primitif (le mot exact de ce groupe influencé par Hobson est « proto-conscience »). Autrement dit, comme il est le premier sommeil à apparaître chez le fœtus, puis est surdéveloppé chez le nouveau-né, il fournirait au cerveau des modèles primitifs de comportement, innés, avant même que nous ne sachions développer, peu à peu et en prenant de l'âge, tous les comportements humains plus complexes. Cette théorie passionnante devra cependant être revue un peu plus loin, quand nous étudierons les rêves des personnes paraplégiques.

Les rêves des aveugles

Les rêves des personnes qui ont une vue normale en éveil sont majoritairement visuels. Un peu plus de la moitié contient aussi des sensations sonores, alors que les sensations gustatives, olfactives et tactiles sont identifiées dans moins de 1 % des récits des grandes banques de rêves. Cette prédominance des images dans les rêves a conduit plusieurs chercheurs depuis le XIXe siècle à se demander si les personnes aveugles rêvaient vraiment. Spontanément, les personnes aveugles décrivent des rêves riches en sensations tactiles, gustatives, olfactives, sonores et en émotions ; elles rapportent aussi plus de rêves de locomotion, avec des problèmes lors des déplacements. Mais voient-elles des images ? Jusqu'en 1999, il avait été constaté que les personnes qui avaient perdu la vue après l'âge de 7 ans continuaient tout au long de leur vie à voir des images en rêve, quoique la fréquence et l'intensité de ces images aient tendance à diminuer avec les années. La limite pour que la cécité n'affecte pas l'imagerie visuelle onirique a été plus tard fixée non plus à 7 ans, mais à 5 ans, après avoir interrogé six enfants qui avaient perdu la vue avant 5 ans. Pourtant, certains aveugles de naissance disent voir en rêve, et certains de leurs récits de rêve comportent les mots « voir » (« j'ai vu mon cousin ») ou « regarder ». Toutefois, les auteurs de ces recherches ont considéré qu'il s'agissait d'un usage métaphorique de ces verbes, désignant par exemple le fait qu'ils rencontrent et reconnaissent leur cousin, ou alors qu'il ne s'agissait pas de « vraies » images, au sens où une personne voyante se les représente.

La question de savoir s'il s'agit de rêves activant l'imagerie visuelle est d'importance. En effet, si des aveugles de naissance voient des images en rêve alors que leur sens visuel n'a jamais fonctionné en éveil, cela signifierait que les régions cérébrales qui supportent l'imagerie visuelle peuvent s'autoactiver pendant le sommeil. Des collègues portugais ont alors fait une expérience élégante. Ils ont fait dormir 10 aveugles et 10 voyants en laboratoire de sommeil, avec un électro-encéphalogramme (EEG), et les ont réveillés toutes les 90 minutes pour recueillir leurs récits de rêves. Les rêves des aveugles comportaient des sensations tactiles, des mouvements, des paroles et des sons, mais aussi la vision de scènes. Lorsque le récit comportait des images, ils ont noté sur l'EEG une modification des ondes dans les régions occipitales, traditionnellement dévolues à la vision. Pour aller plus loin, ils ont demandé aux aveugles de dessiner ce qu'ils voyaient en rêve. Un dessin aussi improbable que merveilleux illustre l'article[3] : maladroitement dessinés, on y voit un garçon et une fille marchant dans un paysage arboré en direction d'un voilier, sous un ciel où un soleil darde ses rayons et où passent des nuages ronds et des silhouettes d'oiseaux.

---

3. Bertolo H., Paiva T., Pessoa L., Mestre T., Marques R., Santos R., « Visual dream content, graphical representation and EEG alpha activity in congenitally blind subjects », *Cogn. Brain Res.*, 2003, 15 (3), p. 277-284.

On connaît depuis quelques années la représentation cérébrale des sensations tactiles chez les personnes aveugles, et cette représentation pourrait expliquer ces « images » pendant les rêves. Ainsi, quand une personne aveugle placée dans une machine à IRM lit, à l'aide des doigts de sa main droite, du langage écrit en Braille, non seulement la région pariétale gauche correspondant aux sensations des doigts droits s'active, mais aussi les régions occipitales, qui s'activent chez le voyant lorsqu'il voit[4]. Plus précisément, ce ne sont pas les régions primaires où parvient l'influx nerveux venu des yeux, mais les régions secondaires où la sensation visuelle est interprétée en termes de couleur, de forme et de mouvement. Autrement dit, le cerveau s'est réorganisé en croisant les modalités perceptives pour utiliser ces régions qui ne sont pas stimulées par les yeux pour « voir » avec les doigts. De la même manière, ces régions visuelles s'activent quand on demande à une personne aveugle de se représenter mentalement la forme d'un objet – un vase par exemple. Il est donc possible que ces mêmes régions « voient » à nouveau en rêve, comme elles « voient » en éveil. Mais s'agit-il des mêmes images que celles que voit le voyant ? Quand on regarde le dessin du rêve du patient aveugle qui illustre l'article de Bertolo, le soleil y est représenté comme un disque rond, pourvu de deux yeux et entouré de neuf traits radiaux mimant les rayons. Il ne s'agit pas du soleil tel que nous le voyons (une boule jaune difficile à fixer sauf lors de son lever ou

---

4. Sadato N., Pascual-Leone A., Grafman J. *et al.*, « Activation of the primary visual cortex by Braille reading in blind subjects », *Nature*, 1996, 380 (6574), p. 526-528.

de son coucher, sans que les rayons soient individualisés et réellement visibles), mais tel qu'on apprend à un enfant à le dessiner. Il est donc possible qu'à travers leurs doigts, les personnes aveugles aient touché des dessins en relief de soleil et se le représentent ainsi. De la même manière, par le toucher, le palper, le son et l'odeur, elles ont une représentation perceptuelle (spatiale et tactile) du corps humain, représentation qui pourrait former une image mentale (virtuelle) réactivée pendant le sommeil.

Les sensations des personnes amputées

Les sensations que ressentent les personnes amputées questionnent les neurologues depuis plus d'un siècle. En effet, les personnes qui ont subi l'amputation d'un membre continuent souvent à sentir comme présent tout ou partie de ce membre absent, que l'on appelle alors « membre fantôme ». Le membre fantôme est généralement senti dans une position particulière et il est souvent mal placé : ainsi, la main peut être sentie comme collée au moignon de l'épaule, sans plus aucun bras ni avant-bras entre les deux. De plus, le membre fantôme est très souvent douloureux, produit des sensations de brûlures et de décharges électriques insupportables et particulièrement résistantes aux traitements médicamenteux. Ce n'est que depuis très récemment, grâce aux travaux d'un neuroscientifique américain, V. S. Ramachandran, que l'on parvient à calmer ces douleurs à l'aide d'un système de miroir[5]. En effet, il a été montré que lorsqu'on coupe un membre, toutes les cellules qui reçoivent les sensations et ordonnent les commandes motrices de ce membre au niveau cérébral continuent de produire la sensation du membre lui-même, bien qu'il n'y ait plus d'informations venant de la région périphérique de ce dernier. Cependant, cette cartographie cérébrale se modifie au fil du temps : les cellules correspondant aux sensations du bras et de l'avant-bras peuvent s'atrophier, alors que le moignon restant, qui continue à ressentir qu'on le touche et qu'il bouge, stimule la carte cérébrale qui, en conséquence, se développe.

À QUOI RÊVENT-ELLES ?

Mon collègue de l'Université de Bologne (l'une des premières à avoir développé la recherche sur le sommeil au XXe siècle) Pasquale Montagna m'a associée à une observation étonnante[6]. Un de ses patients, âgé de 58 ans, avait eu le bras droit écrasé dans une presse à 39 ans. Amputé sous l'épaule, il ne sentait pas son avant-bras ni son bras manquants, mais ressentait des brûlures et des décharges électriques dans la main droite et les doigts absents (sa main « fantôme »). Il pouvait mentalement exécuter quelques mouvements de l'avant-bras, de la main et des doigts. Il rapportait que, lorsqu'il rêvait, il mobilisait son membre supérieur droit de façon entière, exactement

---

5. Ramachandran V. S., Hirstein W., « The perception of phantom limbs. The D. O. Hebb lecture », *Brain*, 1998, 121 (Pt 9), p. 1603-1630.

6. Vetrugno R., Arnulf I., Montagna P., « Disappearance of "phantom limb" and amputated arm usage during dreaming in REM sleep behaviour disorder », *J. Neurol. Neurosurg. Psychiatry*, 2008, 79 (4), p. 481-483.

comme avant l'amputation, et surtout n'éprouvait aucune douleur de la main. Comme il parlait et s'agitait pendant son sommeil, les spécialistes avaient suspecté chez lui un trouble comportemental en sommeil paradoxal. En effet, lors des nuits d'enregistrement au laboratoire, il s'agita pendant la phase de sommeil paradoxal, alors qu'il aurait dû être totalement paralysé. À l'issue de deux épisodes de sommeil paradoxal, il rapporta les deux rêves suivants : dans le premier, il conduisait une Ferrari Testarossa (c'était un passionné de voitures de course), tenant le volant de la main gauche et changeant les vitesses de la main droite. Dans le second, il recevait des amis à dîner et servait le champagne, un verre dans la main gauche et la bouteille dans la main droite. Les capteurs placés sur le moignon droit pendant le sommeil paradoxal indiquaient, de façon concomitante, des mouvements du moignon, prouvant qu'il vivait son rêve. Ce cas, confirmé ensuite par d'autres personnes amputées, a permis de découvrir plusieurs points intéressants de la « vie rêvée ». Tout d'abord, la représentation du corps est entière et correspond au schéma corporel acquis dès l'enfance. Jusqu'ici, cela rappelle les personnes devenues aveugles après l'âge de 5 ans et qui continuent à voir des images en rêve. Mais, surtout, les douleurs de la main disparaissent en rêve. Or, en sommeil paradoxal, les sensations périphériques venues de la peau et des muscles sont fortement réduites, le cerveau opérant dans un monde intérieur en grande partie coupé du monde extérieur. On dit même que, pendant cette phase, le cerveau est sourd, muet et aveugle. Si les douleurs fantômes (qui peuvent être intenses au point de rendre suicidaire) résultent des informations sensorielles issues du moignon lorsqu'elles sont en conflit avec la représentation sensitive du membre dans le cortex, alors la perte des entrées sensitives en sommeil paradoxal peut les faire disparaître. Le cerveau travaille alors à partir de sensations et de motricité purement virtuelles et d'origine corticale, parfaitement congruentes entre elles.

Les rêves des paraplégiques

Nous sommes partis de la même hypothèse que précédemment : si les rêves sont surtout l'intégration de la vie réelle, ils doivent y faire constamment référence. Ainsi, une personne qui a perdu la possibilité de mouvoir ses jambes doit de moins en moins marcher en rêve, au fur et à mesure qu'on s'éloigne de l'événement qui lui a fait perdre l'usage de ses jambes. Pour valider cette hypothèse, nous avons constitué trois groupes : des personnes qui marchent normalement et servent de groupe contrôle, des personnes blessées médullaires, qui ont été paralysées du jour au lendemain à la suite d'un accident à l'âge adulte (souvent une chute de vélo, un accident de voiture ou de piscine) et des personnes qui n'ont jamais marché. Toutes devaient tenir un carnet de rêves pendant six semaines. Pour éviter que les évaluateurs ne devinent le but réel de l'étude, il était indiqué que nous nous intéressions à la représentation des visages en rêve : cette fausse piste était destinée à éviter le biais qui consiste à communiquer à l'investigateur ce qu'il a envie d'entendre plutôt que l'ensemble des données.

Une étudiante en psychologie qui mène ses recherches dans notre équipe, forte de cette hypothèse, est partie à la rencontre des personnes paraplégiques sujets de cette étude. Les personnes blessées médullaires qui participaient avaient été « recrutées » essentiellement dans des hôpitaux militaires. Les personnes paralysées depuis la naissance ont été rencontrées dans des foyers de handicapés, un monde souvent triste, où les stimulations sont en général peu nombreuses. Le sujet s'est avéré fructueux : 207 rêves ont été rapportés par les quinze personnes paraplégiques (dont cinq de naissance), et 208 rêves par les quinze personnes valides. Tous les rêves ont été analysés par deux examinateurs qui ne connaissaient pas les personnes de l'étude et ignoraient si elles étaient valides ou non. Contrairement à ce qui était attendu – et c'est finalement ce qui est le plus intéressant –, quasiment tous les paraplégiques marchaient en rêve, *a fortiori* ceux qui n'avaient jamais marché de leur vie ! Ainsi, 38 % de leurs rêves faisaient référence à l'utilisation volontaire des jambes, contre 28 % des rêves des valides[7]. Par exemple, dans son rêve, une jeune femme paraplégique marchait. Au réveil, d'abord toute joyeuse de cette nouvelle faculté, elle s'était rapidement rendu compte qu'il ne s'agissait que d'un rêve et s'était mise à pleurer.

Le pourcentage de phrases évoquant des mouvements volontaires des jambes était deux fois plus important chez les personnes paraplégiques que chez les personnes valides, suggérant qu'ils parlaient plus, plus longtemps, de la même expérience, par intérêt pour son côté extraordinaire dans leur cas. Il y avait une faible

---

7. Saurat M. T., Agbakou M., Attigui P., Golmard J. L., Arnulf I., « Walking dreams in congenital and acquired paraplegia », *Conscious Cogn.*, 2011, 20 (4), p. 1425-1432.

corrélation, non significative (moins de 30 %), entre la durée de la paraplégie et la fréquence des rêves de marche. Ce résultat suggère que les rêves de marche ne disparaissent pas facilement, malgré la non-utilisation des jambes. Ainsi, un des participants avait combattu pour libérer Paris en 1944 : blessé à la moelle épinière pendant cette bataille, il avait immédiatement perdu l'usage de ses jambes. À 85 ans, ce héros gardait une énergie communicative et, malgré soixante-cinq ans de paralysie des jambes, marchait toujours dans ses rêves.

Certains paraplégiques se déplaçaient aussi de temps en temps en fauteuil roulant, mais la marche normale et le déplacement en fauteuil ne coexistaient pas dans le même rêve, à l'exception d'un seul, dans lequel l'homme poussait son fauteuil pour finalement s'asseoir dedans.

Plus étonnants encore étaient les récits de ceux qui étaient paralysés depuis la naissance : tous marchaient en rêve, et ce dans plus de 44 % de leurs récits. En comparaison, les participants des trois groupes bougeaient aussi souvent les bras dans leurs rêves.

Une psychologue de formation psychanalytique commenta immédiatement nos travaux en disant : « Freud avait raison : le rêve est l'expression des désirs cachés. Les paraplégiques désirent marcher en réalité, et ils marchent alors en rêve. » Cette explication nous parut bien simpliste, d'autant que si le désir de marche chez les personnes paraplégiques est certain, il est énoncé en conscience et non caché.

MARCHER EN RÊVE : UN PROGRAMME GÉNÉTIQUE OU UNE REPRÉSENTATION EN MIROIR ?

Au vu de ces résultats, nous nous sommes d'abord demandé s'il n'y avait pas, dans notre cerveau, un programme automatique de marche qui était régulièrement mis en route pendant le sommeil. En effet, la marche est programmée génétiquement chez les animaux, même si cela est plus évident quelques minutes après la naissance d'un poulain que d'un petit d'homme. Mais en examinant de près les récits de rêves, nous nous sommes aperçus qu'ils ne comportaient pas que de la marche, mais aussi du vélo, du basket, de la course, du saut, du jardinage et de la nage. Ainsi, une jeune femme paralysée de naissance se rêvait danseuse à Paris. Dans ce cours de danse, vêtue d'un tutu rose et portant des chaussons, elle devait virevolter puis travailler à la barre, lançant une de ses jambes au-dessus de sa tête. Cet exercice était douloureux et elle sentait des tiraillements dans ses membres inférieurs. Il nous a semblé impossible que la danse fasse l'objet d'un programme génétique cérébral particulier, tout comme le vélo, le basket ou le jardinage. Nous avons alors évoqué l'hypothèse des neurones miroirs, issue des travaux de Marc Jeannerod[8] : lorsque par exemple nous voyons une autre personne, au supermarché, tendre la main pour attraper un pot de pâte à tartiner, la région cérébrale qui commande notre propre main s'active, comme en miroir, comme si nous nous mettions à la place de l'autre. Ces

---

8. Jeannerod M., « Being oneself », *J. Physiol. Paris*, 2007, 101 (4-6), p. 161-168.

neurones ne concernent que des actions dirigées vers un but. On peut donc imaginer que les individus paraplégiques de naissance, qui voient tous les jours leurs congénères marcher, faire du vélo ou danser, activent tous les jours leurs neurones miroirs de marche, de vélo et de danse, et finalement marchent, pédalent et dansent mentalement. De plus, un sujet paraplégique peut parfaitement imaginer la marche en éveil : on sait alors qu'il active les neurones prémoteurs et moteurs des jambes.

Le rôle des neurones miroirs est encore mal connu : on leur attribue le renforcement des conduites liées à notre espèce, ainsi qu'un rôle majeur dans l'empathie (la capacité de se mettre à la place de l'autre) et dans la socialisation. Si ces neurones sont capables de se réactiver pendant le rêve, alors leur révision nocturne doit être utile, et peut renforcer encore plus les comportements que nous avons appris de nos congénères. Voilà une nouvelle et belle fonction pour le rêve ! On comprend alors mieux les curieux comportements de nos patients somnambules, capables de rejouer, endormis, le rôle de l'acteur principal du film qu'ils ont vu avant de sombrer dans le sommeil...

Peut-on rêver quand on ne pense plus ?

L'expérience qui suit fait référence à un syndrome neurologique rarissime et découvert au XXe siècle à l'hôpital de la Pitié-Salpêtrière par le professeur Laplane, caractérisé par la perte d'autoactivation psychique (ou PAAP). Les patients qui en sont affectés souffrent en général d'une lésion des structures profondes du cerveau, les noyaux gris centraux, plus exactement une région nommée striatum, survenue après un arrêt cardiaque ou une encéphalite infectieuse. Cette région est surtout connue pour son rôle dans le contrôle des mouvements. Or ces patients peuvent se déplacer et parler normalement. Leur mémoire et leurs facultés intellectuelles préexistantes ne sont pas non plus affectées ou très peu. Par contre, ils restent assis toute la journée sans rien faire. Il s'agit ainsi d'une apathie (absence de comportements et de motivation pour faire des choses) majeure. Par exemple, même s'ils ont faim, ils n'iront pas chercher à manger. Il faut leur dire de se nourrir. Pour savoir jusqu'à quel point pouvait aller cette apathie majeure, une mère a laissé son fils sans lui dire de boire pendant deux jours : bien que déshydraté, connaissant parfaitement l'emplacement de la bouteille d'eau et capable de marcher, il n'est jamais allé chercher à boire. La métaphore qu'emploient les neurologues pour expliquer ce trouble exceptionnel et à l'origine d'un handicap majeur est celle de la dynamo : si on ne pédale pas, le phare du vélo ne s'allume pas. Si on pédale, il s'allume. Autrement dit, comme ils n'ont plus de stimulation intérieure naturelle, il faut que d'autres êtres humains proches les stimulent pour qu'ils pensent et se mettent en action.

En plus de l'apathie, il apparaît chez nombre de ces patients un vide mental. Lorsqu'on leur demande : « À quoi pensez-vous ? », ils répondent systématiquement : « À rien. » Tout se passe comme s'ils avaient, en plus de la motivation à agir, perdu le flux spontané de pensées qui défile en permanence en chacun de nous. Nous nous sommes demandé si ce vide mental pouvait temporairement disparaître la nuit, en rêve, pendant le sommeil paradoxal[9]. En effet, dans ce stade de sommeil particulier, le moteur d'activation du cortex ne vient pas des noyaux gris centraux, mais du tronc cérébral, de cette petite région bleutée (le *locus subcoeruleus*) située dans le toit du pédoncule qui stimule et désynchronise le cortex, fait bouger les yeux et paralyse l'activité musculaire périphérique. Cette dynamo nocturne suffit-elle à produire des rêves ? C'est ce que nous avons cherché à savoir.

Pour cela, nous avons d'abord remis des carnets à treize patients atteints de PAAP, en leur demandant de les remplir chaque matin de leurs souvenirs de rêves, et ce pendant deux semaines : les carnets sont revenus vides. Aucun des patients n'a eu de motivation suffisante pour passer à l'acte et écrire ses rêves. En parallèle, les personnes non atteintes ont rapporté des carnets de plus en plus remplis de récits au fil des jours et de l'intérêt porté aux rêves. C'est pourquoi nous avons décidé que les malades atteints de PAAP passeraient leurs nuits au laboratoire de sommeil le temps de l'expérience. La première nuit a servi à vérifier que leur sommeil était identique en qualité et en quantité à celui des volontaires contrôles : c'était le cas, à l'exception de l'absence, dans un cas sur deux, d'une figure durant moins d'une seconde nommée fuseau de sommeil sur leur EEG de sommeil lent, figure qui joue plus un rôle dans le processus de mémorisation des apprentissages diurnes que dans les rêves proprement dits. La deuxième nuit, nous les avons réveillés pendant le sommeil paradoxal : si 92 % des volontaires contrôles rap-

---

9. Leu-Semenescu S., Uguccioni G., Golmard J. L. *et al.*, « Can we still dream when the mind is blank ? Sleep and dream mentations in auto-activation deficit », *Brain*, 2013, 136 (Pt 10), p. 3076-3084.

portaient un rêve (comportant en moyenne 47 mots, le plus long atteignant 108 mots), ce pourcentage chutait à 30 % dans le groupe PAAP (le plus long rêve ne comportant que 10 mots). Les quatre rêveurs avec PAAP ne rapportaient qu'une seule scène, brève, plutôt banale, telles que « je me rasais », « j'étais en train d'aller à Créteil », « je parlais de ma mère à quelqu'un », « j'écrivais ».

Le résultat a donc été mitigé : d'un côté, les rêves n'avaient pas totalement disparu, alors que les sujets étaient incapables de rapporter des pensées spontanées en éveil, ce qui suggérait qu'il y avait une réactivation du processus de pensée en sommeil paradoxal grâce à cette petite dynamo du tronc cérébral ; de l'autre, il s'agissait de rêves courts, d'une grande pauvreté, suggérant que, même si le cortex reçoit une stimulation du tronc cérébral en sommeil paradoxal produisant une image, c'est insuffisant pour générer un scénario complet. Ce résultat soutient une jolie phrase exprimée par Roffwarg en 1966 dans la revue américaine *Science* : « Si le rêve naît dans le tronc cérébral, c'est dans le cortex, plus haut, qu'il est habillé. »

Le sommeil guérisseur ?

Finalement, on voit, grâce à toutes ces expériences, que la plupart des personnes handicapées en éveil (qu'elles souffrent de cécité, de surdi-mutité, de paraplégie, d'un membre amputé) ne le sont plus en rêve ; c'est comme si le rêveur fonctionnait dans un corps certes virtuel, mais entier et fonctionnel. Le cas des personnes ayant perdu leur autoactivation psychique, qui ne rétablissent que partiellement une forme élémentaire de pensée en sommeil paradoxal, est l'exception à la règle.

Reste à déterminer si le corps du rêveur est une représentation mentale préconsciente, programmée avant notre naissance pour marcher, voir et parler, et qui est réactivée en rêve, même si c'est impossible en éveil quand on est aveugle, sourd ou paraplégique. Ou s'il est non seulement le « corps mental » qui se forme peu à peu grâce aux expériences de la veille présentes et passées sur notre corps physique, mais aussi un peu le corps mental des expériences physiques des autres, ceux qui nous entourent, que nous regardons dehors ou sur un écran, et dont nous voyons et intégrons mentalement jour après jour les actions.

CHAPITRE 4

Sommeil, rythme et rêves chez les moines cloîtrés

Il y a quelques années, notre équipe de recherche est partie étudier le sommeil et les rêves des moines et des moniales contemplatifs cloîtrés. Notre recherche était centrée sur le rythme veille-sommeil, et sur ce long éveil volontaire de milieu de nuit que certaines communautés ont conservé depuis plus de dix siècles. Nous voulions comprendre comment l'horloge humaine s'était adaptée à ce mode de sommeil. Petit à petit, en parlant avec ces moines humbles et gais, nous leur avons expliqué nos recherches sur les rêves, ce que nous savions du sommeil paradoxal ; eux ont partagé avec nous les particularités de leur curieux sommeil coupé en deux, leurs pensées et leurs rêves dans une vie de silence, de religion et de contemplation.

Un curieux rythme nocturne

La vie monastique est née en Europe au IVe siècle :
d'abord des ermites, puis de petites communautés
s'isolent du monde pour prier ensemble. La vie des
moines catholiques s'est organisée dans de nombreux
monastères à partir du VIIIe siècle selon des règles qui
suivent un rythme circadien (reproduit chaque jour à
l'identique) fixe, d'où l'appellation de « clergé régulier ».
Ce rythme a traversé le temps et persiste dans des dizaines
de monastères en France : jour après jour, nuit après nuit,
des communautés d'hommes et de femmes prient, travaillent, mangent et se reposent aux mêmes heures, suivant un marqueur de temps commun, déterminé par la
cloche du monastère. Ce rythme change de façon prédic-
tible selon les heures du jour et de la nuit (des matines aux
complies), les jours de la semaine (il diffère le dimanche)
et les saisons.

La façon dont des groupes humains synchronisent
leur rythme circadien lorsqu'ils vivent transitoirement
ensemble a déjà été étudiée en condition d'isolement
temporel : il a ainsi été montré qu'un groupe se met
au rythme de son leader. Si celui-ci est matinal, tout
le groupe devient matinal. Par contre, le sommeil et le
rythme des communautés monastiques ont été curieusement très peu étudiés : on sait juste que des religieuses
américaines qui dorment d'un trait, mais se lèvent très
tôt pour prier, ont un sommeil très efficace, profond et
sans interruption. Par contre, dans certains ordres stricts,
le sommeil de nuit n'est pas continu, mais interrompu
par une prière nocturne, nommée matines ou vigiles.

Contrairement aux travailleurs de nuit ou en rotation, ou encore aux navigateurs solitaires qui ne dorment pas la nuit, mais adoptent un rythme de sommeil réparti sur des périodes de quatre à douze heures pendant quelques jours uniquement avec reprise d'un rythme normal lors des pauses, des week-ends et des vacances, ces moines vivent ce sommeil coupé en deux pendant des dizaines d'années, sans aucune interruption. Leur mode de vie constitue donc un modèle quasiment expérimental de sommeil coupé en deux. Nous nous sommes demandé comment leur horloge interne s'adaptait après plusieurs années de ce rythme particulier.

Nous avons pris contact avec une communauté de moines vivant dans la montagne depuis plus de dix siècles au même rythme, qui comporte un lever nocturne pour les matines. Les moines ont semblé intéressés par l'idée que des médecins spécialistes du sommeil étudient leur façon de dormir. Il a été décidé que nos rencontres auraient lieu entre 14 heures et 16 heures, après le déjeuner et avant les vêpres, l'emploi du temps des moines étant très chargé. Les rencontres et les tests de recherche se tiendront dans un bâtiment attenant au monastère, un lieu pour les retraitants et où les moines reçoivent les visites de leur famille, sorte de sas entre deux espaces, celui de la clôture, dans lequel les médecins femmes ne pénétreront jamais, et « le monde », ainsi que les moines appellent ce à quoi ils ont renoncé. Les expériences auront lieu en juillet, après le Grand Jeûne, qui fatigue les moines, et les grandes fêtes religieuses. Le révérend père diffusera notre protocole de recherche dans la communauté, les moines volontaires s'inscriront. Il demande aussi que nous étudiions le sommeil des moniales, car on lui a rapporté qu'il était plus problématique que celui des moines. Rendez-vous est donc pris dans un monastère masculin et un monastère féminin, pour une semaine d'étude en chaque lieu. Enfin, il nous demande de ne pas divulguer le nom de l'ordre ni les lieux d'étude. Il aimerait que nous puissions, à l'issue de nos recherches, lui donner des conseils pour que le sommeil se passe mieux dans les monastères de l'ordre, qu'il puisse rapporter ceci lors de la grande réunion des supérieurs des monastères du monde entier qui se tient tous les deux ans, à la maison mère.

Nous effectuons en parallèle des recherches historiques : certains de nos patients sont historiens à la Sorbonne et nous y aident, le moine bibliothécaire du monastère nous apporte de gros volumes, parfois manuscrits, de la bibliothèque du monastère. Quand nous demandons s'il y a des livres plus médicaux traitant par exemple de recettes pour pallier l'insomnie chez les moines, il nous répond : « Ils doivent être au purgatoire. » Devant notre froncement de sourcil, il nous explique que les livres médicaux et certains livres non recommandés sont gardés dans une armoire nommée « purgatoire », dont seul le père supérieur détient la clé.

Ces recherches bibliographiques font état d'une préoccupation très ancienne des communautés monastiques vis-à-vis du rythme temporel, de la nuit, du sommeil et des rêves, que nous allons détailler ci-après. Dans cette vie communautaire rythmée comme une horloge, tout commence par la mesure du temps.

Mesurer les heures dans les monastères

La façon de compter le temps dans les monastères se fait par périodes de trois heures : ainsi, la première heure du jour (après le lever du soleil) se nomme « prime », la troisième « tierce », la sixième « sexte » (qui a donné naissance au mot « sieste »), la neuvième « none ». La nuit est aussi divisée en douze périodes et ponctuée de quatre repères toutes les trois heures, dénommées « veilles » : on distingue ainsi la première, la deuxième, la troisième et la quatrième veille. Ces termes de première ou de deuxième veille sont souvent évoqués dans les romans anciens pour repérer le passage des veilleurs de nuit.

La liturgie des Heures, ou office divin, détermine l'ordre des différentes prières du moine, à partir de minuit : matines (ou vigiles, avant l'aube), laudes (à l'aube), prime, tierce, sexte (aux environs de midi), none (vers 14 heures), vêpres (vers 16 heures), et complies (avant le coucher). Il s'agit d'un rythme ultradien[1] de trois heures, qui semble hérité de la tradition juive de remercier Dieu régulièrement pour les dernières heures écoulées. On le retrouve aussi en partie dans les cinq prières diurnes de l'islam. Un but de ce rythme, évoqué par saint Benoît, fondateur de l'ordre des bénédictins, est de structurer la journée du moine et de sa communauté, d'éviter la dangereuse perte de tout repère temporel, telle que l'avaient vécue certains ermites isolés, et d'éviter l'oisiveté (*otium*). Certains auteurs pensent que la notion moderne de temps

---

1. Le terme « ultradien » désigne les phénomènes qui se reproduisent à un rythme régulier plusieurs fois par vingt-quatre heures.

et de marqueurs temporels serait née du repérage précis du temps par les moines : la cloche du monastère, puis celle de l'église séculière étaient entendues dans les champs et signalaient l'heure aux paysans du Moyen Âge.

À partir du moment où une communauté entière doit suivre le même rythme ultradien, certaines personnes sont chargées de déterminer l'heure et d'avertir le reste de la communauté. Cette fonction fondamentale dans les monastères est dévolue au vicaire. Le marqueur de temps du monastère est la cloche, ou plutôt les cloches, car il en existe souvent deux ou trois, aux tonalités différentes. Ainsi, le clocher occupe une position centrale fondamentale dans les monastères, afin que le son de la cloche puisse être entendu depuis chaque cellule, même éloignée.

La première heure, prime, est l'heure à laquelle la lumière devient suffisante pour permettre de lire. Les intervalles de temps à partir de ce premier repère sont ensuite mesurés grâce à des cadrans solaires, des horloges à eau, des chandelles à marque au temps de Charlemagne, des horloges mécaniques à poids tombant au Xe siècle, à ressort au XVe siècle et à pendule au XVIIe siècle. Saint Pierre Damien recommande au moine sonneur de cloche d'observer non seulement le Soleil le jour, mais aussi la Lune et les étoiles la nuit, et de remédier au problème des jours nuageux en comptant le temps à l'aide d'un nombre déterminé de psaumes chantés (on parle alors d'« horloge à psaumes »).

L'heure des complies (terme qui désigne la complétion de la journée) est généralement déterminée par le moment à partir duquel il n'est plus possible de lire. Elle est fixée autour de 19 h 45, heure qui correspondait aussi au coucher des paysans en Campanie italienne à la tom-

bée de la nuit. La prière de complies, généralement indivi-
duelle en cellule, précède le sommeil. Elle a été reprise de
façon séculière courante comme la prière du soir, avec les
mêmes intentions : procéder à un examen de conscience,
remercier Dieu de la journée écoulée, lui recommander
son âme avant de dormir[2], espérer un sommeil reposant.

Dormir le moins possible,
un ascétisme monastique

Si l'on en croit certains écrits laissés par les moines,
entre le IIIe et le VIIIe siècle, le sommeil est plutôt considéré comme du temps perdu, voire comme néfaste s'il
permet aux rêves d'origine diabolique de surgir. Ainsi, on
retrouve fréquemment l'idée ascétique, héritée probablement des philosophes grecs, que l'esprit doit pouvoir
dominer les besoins basiques du corps, et réduire à
volonté la nourriture, le contact avec les autres êtres
humains, la sexualité et le sommeil. Les moines ermites
qui partirent dans le désert de Syrie ou d'Égypte au
IIIe siècle soutiennent cette idée de différentes façons.
Ainsi, saint Daniel rapporte que saint Arsène, un grand
ermite, passait ses nuits en prière pour finalement, ter-
rassé de fatigue au petit matin, s'adresser à ce sommeil
irrésistible en lui disant : « Viens ici, méchant serviteur ! »
Puis, assis, il somnolait un peu. Il soutenait aussi qu'un
bon moine peut parvenir à ne dormir qu'une heure par
jour, « s'il est un bon combattant ». Les nuits en prière,

---

2. Notre mort a une chance sur trois de survenir pendant notre sommeil
– quoique les décès cardio-vasculaires surviennent plus fréquemment au
petit matin.

dans le désert, de saint Antoine, qui ont donné naissance à des hallucinations d'animaux et de femmes, ont souvent été représentées en peinture comme des tentations.

Pour contraindre leur sommeil, les ermites dorment le plus inconfortablement possible : sur une colonne de pierre (comme saint Siméon le Stylite au IIIe siècle, dont l'exemple a été suivi par de nombreux ermites et dont on peut encore voir la colonne dans le nord de la Syrie), dans des arbres épineux (ces ermites du IIIe siècle ont été appelés les « dendrites »), assis, le dos appuyé sur un mur comme saint Pacôme au IVe siècle, sur le pavé de l'église comme saint Dominique, le fondateur de l'ordre des dominicains au XIIe siècle, sur un lit de sarments de vigne comme sainte Claire, fondatrice de l'ordre des clarisses, ou sur une planche de bois avec une pierre pour oreiller comme dans l'ordre de feuillants au XVIe siècle.

Si certains législateurs monastiques suggèrent de punir les moines qui bâillent pendant la messe, d'autres comme Jean-Cassien (IVe siècle) soulignent déjà que la quantité de sommeil devait être suffisante pour éviter la somnolence diurne lors des messes. Il recommandait sept à huit heures de sommeil quotidien, et de compenser les courtes nuits d'été qui ne duraient que quatre heures et quart par une sieste après sexte, qui se nommait joliment « méridienne » (milieu du jour) et pouvait durer jusqu'à trois heures. Finalement, saint Benoît, au VIIIe siècle (dans sa règle depuis très largement appliquée, y compris en dehors de l'ordre des bénédictins), recommande une organisation du temps journalier monastique en trois tiers : huit heures pour prier, huit heures pour travailler et huit heures pour dormir. La règle de saint Benoît indique aussi l'organisation des dortoirs et recommande aux moines de dormir suffisamment pour avoir digéré, de dormir habillés (avec leur ceinture mais sans leur couteau), prêts à se lever pour le service divin, et d'installer dans ce but un escalier (dit « escalier des matines ») menant directement du dortoir à l'église. Chaque moine éveillé la nuit devait exhorter à voix basse ses voisins et les retardataires à se lever rapidement, car « l'on ne saurait être en retard pour le service de Dieu ».

Une coutume ancienne des moines chartreux comportait un réveil précoce pour les vigiles, et il n'était pas permis ensuite de se rendormir jusqu'à prime, sauf pour certains moines très âgés, autorisés à somnoler allongés sur un banc. Pour éviter qu'ils ne se rendorment, les moines s'occupaient à écosser des pois et des fèves, à cirer les chaussures, à coudre des vêtements ou à éplucher des navets. À Cluny, un moine portant une lanterne vérifiait qu'aucun de ses coreligionnaires ne dormait pendant l'office. Un moine bénédictin nous a confié qu'il ne parvenait pas à se réveiller à 5 heures du matin pour vigiles, même après que le père supérieur eut déplacé sa cellule contre le mur jouxtant la grosse cloche principale du monastère, qui tintait pourtant bruyamment. Il y a moins de vingt ans, dans un autre monastère, si une moniale ne parvenait pas à se réveiller pour matines, la mère supérieure prenait son oreiller le lendemain matin et le plaçait à l'entrée de l'église ; chaque sœur de la communauté s'agenouillait dessus en entrant pour la messe et priait pour que leur sœur parvienne à se réveiller les jours suivants (une procédure nommée *culpa*, du latin « faute », suivant l'idée forte que la communauté souffre ensemble de la faute d'un seul, comme elle se réjouit collectivement du bonheur d'un seul).

LES MATINES OU VIGILES

Le sommeil chez les moines est organisé d'un trait la nuit (avec un coucher tardif ou un lever précoce) ou coupé en deux, voire plus, selon les ordres religieux. L'ordre bénédictin préconise un sommeil d'un seul tenant avec un réveil très matinal (vers 3 h 30) pour les vigiles (ou « veille nocturne » en latin) ou matines (« qui vient avec le matin »). La symbolique à laquelle se réfèrent souvent les moines pour parler de cette période de vigiles est celle de l'attente nocturne, en pleine conscience, du retour du Seigneur, comme on attend dans la pénombre l'arrivée de l'aube et de la lumière solaire (rappelons que le mot Dieu prend son étymologie dans le mot latin désignant la lumière du jour). La référence à Jacob combattant l'Ange toute la nuit jusqu'à l'aube dans la Genèse est fréquente. Les vigiles nocturnes se terminent par la prière de laudes (louanges), symbole de la résurrection et du lever de soleil.

Dans d'autres ordres, le sommeil est coupé en deux par un office liturgique nocturne, également nommé matines ou vigiles. On trouve d'ailleurs un psaume qui dit : « À minuit je me lèverai et Te remercierai. » On trouve plusieurs explications à cette prière nocturne : la principale est celle de la prière perpétuelle (« il faut prier sans cesse »), sans interruption nocturne. Ainsi on trouve chez les moines coptes, encore aujourd'hui, une organisation où des binômes de moines se succèdent toute la nuit dans l'église pour chanter les psaumes et lire les textes saints, de façon que la prière ne soit jamais interrompue. Une autre explication à ces messes nocturnes a trait aux conceptions médiévales sur la nuit : celle-ci est souvent perçue comme un moment dangereux, où l'on devient vulnérable, pendant lequel non seulement les voleurs et les ennemis peuvent attaquer, mais aussi les démons. Ces derniers se manifestent en particulier dans les cauchemars, mais aussi dans les tentations nocturnes lors des rêves « impurs ». Dans ce sens, les moines au Moyen Âge veillent et prient la nuit pour repousser les démons et pour que le reste du monde puisse dormir en paix.

Les raisons que les moines d'aujourd'hui nous ont données lors de nos visites étaient plus spirituelles : le silence et la pénombre du milieu de la nuit font de cette messe de chant et de lecture des textes saints un moment de ferveur, de concentration et de spiritualité plus intense que les offices du jour. Un moine nous a fait remarquer que de nombreux messages divins dans la Bible ont été délivrés la nuit.

L'un des problèmes est de réussir à réveiller tout le monastère pour cet office qui se situe soit vers minuit pour les organisations de sommeil coupé en deux, soit très tôt, vers 3 ou 4 heures du matin pour les moines couchés tôt et dormant d'un seul trait. En plus de sonner les cloches, le père vicaire est souvent aussi en charge de veiller à ce que tous les moines soient réveillés pour l'office de nuit. Il porte alors le nom d'*excitator dominus* (le « père éveilleur »). Pour ce faire, il frappe à la porte de chaque cellule. Le moine signale en retour qu'il a bien entendu en tapant avec un bâton sur le montant de son lit de bois. Avant de commencer l'office de nuit, le père supérieur vérifie d'un regard qu'il ne manque aucun moine. Le cas échéant, il envoie d'un geste chercher celui qui manque, dans le but principal de s'assurer qu'il n'est pas malade.

L'office des matines se déroule dans la semi-pénombre. Les éclairages étaient auparavant à la bougie et sont actuellement électriques avec une lumière très faible, inférieure à 30 lux. Il existe même des temps de prière pendant la messe qui se déroulent durant 5 à 10 minutes totalement dans le noir. Les moines pensent qu'il devait y avoir une raison économique à ce faible éclairage : la cire était coûteuse au Moyen Âge et les monastères souvent pauvres.

Pendant l'office, deux chœurs de moines qui se font face chantent des psaumes et alternent leurs réponses. Ces chants grégoriens résonnent dans le silence de la nuit éclairée de faibles lueurs. Le déroulement temporel en est très précis (on comprend qu'une horloge des psaumes ait pu être utilisée pour mesurer le temps la nuit) et demande une forte concentration. De plus, la position des moines change très souvent : debout, assis, agenouillé, allongé sur le sol, ou à demi assis sur de courtes banquettes de bois hautes, aménagées sous le siège de la stalle et nommées miséricordes. Ayant été invités à suivre l'office des matines dans les deux monastères, il nous a semblé qu'il était impossible de somnoler pendant ce complexe protocole, même s'il durait deux à trois heures.

Rythme dans les deux monastères étudiés

Nous avons mesuré le profil de température des moines pendant vingt-quatre heures. C'est l'un des marqueurs principaux de l'horloge cérébrale : il est déterminé par un groupe de cellules situé dans l'hypothalamus, le noyau suprachiasmatique. Ces cellules continuent de conserver un rythme d'activité de vingt-quatre heures lorsqu'elles sont isolées du reste du cerveau et maintenues en vie en culture. Les personnes qui dorment d'un seul trait la nuit ont ainsi une température qui monte au maximum vers 16 heures, puis commence à baisser ensuite, ce qui facilite l'endormissement ; la température atteint son minimum vers 4 heures du matin (descendant de 0,8 °C), puis elle remonte afin de faciliter le réveil matinal. Chez les personnes plus matinales, la chute et la remontée de la température surviennent plus tôt de façon régulière et programmée.

Lors de notre étude, nous avons interrogé dix-sept moines et moniales du même ordre. Dix d'entre eux ont accepté que nous étudiions leur rythme interne de température et leur rythme activité-repos. Nous les avons ensuite comparés à celui de dix témoins du monde extérieur.

Très rapidement, il nous est apparu que les personnes qui étaient naturellement matinales (une caractéristique génétique, puisque des gènes règlent notre horloge interne et déterminent notre capacité à nous coucher tôt ou tard) étaient mieux adaptées au rythme monastique que ceux du soir (chez lesquels la plainte de mauvais sommeil était plus fréquente) : ils arrivaient à bien s'endormir dès 19-20 heures et jusqu'à minuit, se réveillant pour les matines.

MESURE DE LA TEMPÉRATURE DU CORPS

Pour étudier l'horloge interne, il faut mesurer l'un de ses principaux marqueurs externes : la température centrale du corps. La méthode de mesure consiste à avaler une gélule en plastique gastrorésistant qui contient un thermomètre et un émetteur miniatures. Cette gélule coûte plus d'une centaine d'euros et ne sert qu'une fois. Elle envoie une mesure de température toutes les minutes à un récepteur localisé dans un boîtier que le volontaire porte au niveau de la ceinture – ou, dans le cas des moines, dans les immenses poches de leur soutane. La gélule chemine dans le tube digestif pendant le transit, c'est-à-dire de 12 à 36 heures selon les cas, puis passe brutalement de 36 ou 37 °C à 24 °C, ce qui indique qu'elle est sortie du corps, avec les selles. Plus la personne est constipée, meilleures sont les informations que l'on recueillera, car on disposera de 72 à 96 heures de mesures...

Comme nous ne disposions que de deux ou trois boîtiers d'enregistrement pour cinq moines et cinq moniales, nous attendions la fin du transit de chacun pour passer le boîtier au suivant. Nous étions donc informés du temps de transit dans les monastères et de la perte de la gélule dans les selles lors de notre passage quotidien sur les lieux : chez les moniales, les informations passaient par de petits mots (les religieuses ont fait vœu de silence, et communiquent souvent par ce biais) qui étaient déposés à notre intention dans un tour[3]. Un des moines, intéressé

---

3. Ce système du tour, qui date du Moyen Âge, permet aux moniales de communiquer avec l'extérieur sans avoir à franchir la clôture du monastère.

par l'aspect scientifique de l'expérience (et surpris du coût énorme des gélules de recherche), a vu la gélule passer dans ses selles après 48 heures de voyage dans son tube digestif. Il a noté que même à l'air extérieur, elle mesurait et émettait toujours la température ambiante. Alors il l'a bien lavée, puis avalée à nouveau ! Il nous a dit d'un air philosophe : « Chez les moines, on est économe. » Grâce à lui, nous disposons de sept jours complets de mesure continue de température.

Les moines qui se sont prêtés à notre étude se réveillaient à minuit pour assister à l'office des matines, de 0 h 15 à 2 h 15 ou 3 h 15 selon les jours, puis allaient se recoucher jusqu'à 6 h 45. Le résultat de l'étude a été étonnant : ces moines, au lieu de voir leur température baisser pendant le sommeil comme chez les personnes qui vivent dans le monde extérieur, avaient un profil différent. Leur courbe de température avait deux bosses, alors que celle des personnes normales n'en a qu'une[4]. La température des moines commence bien à baisser en fin d'après-midi, mais sa chute s'arrête à 22 h 30, et reste en plateau, voire remonte jusqu'au réveil des matines. Après les matines, elle reprend sa descente jusqu'à 4 heures du matin pour remonter ensuite, jusqu'au réveil final, à 6 h 45. Puisque cette remontée (ou ce plateau) de température survient alors que les moines sont encore endormis, elle ne peut en aucun cas être produite par l'activité physique. Et comme ce rythme est observé tous les jours, on peut supposer qu'il est prédéterminé. Cette première bosse vers

---

4. Arnulf I., Brion A., Pottier M., Golmard J. L., « Ring the bell for Matins : Circadian adaptation to split sleep by cloistered monks and nuns », *Chronobiol. Int.*, 2011, 28, p. 930-941.

2 heures du matin mime celle qu'on attend normalement en fin de nuit. On peut donc imaginer que l'horloge interne des moines s'est modifiée avec le rythme des nuits coupées en deux au point de devenir biphasique, comme leur sommeil est bicircadien. Il est possible qu'en plus de cette remontée précoce de la température vers 22 h 30, d'autres rythmes (comme celui du cortisol) soient aussi avancés, de manière à mettre à disposition des réserves d'énergie et de glucose et faciliter ainsi l'activité physique et mentale lors des matines.

Malgré ce changement fascinant de la courbe de température, la majorité des moines éprouve des difficultés pour s'éveiller spontanément à minuit. Cela se traduit parfois par l'usage de nombreux réveille-matin. Une moniale en utilisait sept pour être certaine de ne pas manquer les matines, ce qui survenait malgré tout de temps en temps. Elle était malheureuse, sur le plan spirituel, disait-elle, de ne pas parvenir à se réveiller. En outre, les sonneries doivent être très fortes, suggérant que les moines étaient probablement en sommeil lent profond, stade privilégié des premières heures de la nuit, au cours duquel il est plus difficile de se réveiller. Si des moines qui suivent un rythme de sommeil bicircadien depuis des décennies, avec une motivation forte et une modification adéquate de leur température corporelle, ne sont pas capables de se réveiller spontanément à minuit, cela suggère que le sommeil humain bute ici sur la limite extrême de ses capacités d'adaptation.

Les moines qui avaient tendance à être naturellement plus « du soir » avaient du mal à dormir suffisamment avant la messe des matines : ils étaient plus fatigués dans la journée. Un des moyens que nous leur avons conseillés pour contrer la fatigue diurne en cas de sommeil moins efficace est de pratiquer une sieste entre sexte et none. Cette sieste est appliquée dans d'autres ordres, surtout l'été, quand les nuits sont courtes. Une autre solution est d'avancer leur rythme biologique par la prise de mélatonine tôt dans l'après-midi et de baisser leur température interne plus tôt par l'ingestion de boissons et de tisanes fraîches le soir contenant des plantes hypothermiantes. Les moines herboristes ont d'ailleurs, après notre passage, modifié la formule de la tisane calmante vendue par les pères pour y intégrer ces plantes qui permettent d'abaisser la température du corps et donc facilitent l'endormissement.

Un sommeil médiéval ?

En travaillant sur le sommeil coupé en deux des moines, nous avons découvert que cette façon de dormir était courante au Moyen Âge, y compris chez les laïques, comme cela a été retrouvé sur des centaines de textes historiques par l'historien américain Ekrich[5]. Les paysans se couchaient tôt, juste après le coucher de soleil, et s'éveillaient une à trois heures en milieu de nuit, sans conséquence désastreuse le lendemain, dans la mesure où la quantité totale de sommeil restait de huit heures. En hiver, quand l'obscurité durait quatorze heures d'affilée, les adultes utilisaient ce mi-temps de la nuit pour vérifier que le feu était toujours allumé et les issues de la

---

5. Ekrich A. R., *At Day's Close: Night in times past*, New York, Londres, W. W. Norton, 2006.

maison bien fermées, pour terminer des ouvrages manuels, discuter entre époux, faire l'amour, se souvenir de leurs rêves, prier ou simplement réfléchir dans un état qu'ils nommaient joliment la « dorveille ». On trouve ainsi, dans l'Europe préindustrielle, de nombreuses références au premier sommeil nommé « sommeil profond » et au second sommeil, nommé « sommeil du matin ». Le sommeil en un seul morceau date du XIXe siècle, avec l'industrialisation et l'apparition de l'éclairage artificiel : on se couche plus tard (encore plus ces dernières années avec l'apparition des tablettes, téléphones et ordinateurs individuels) et on dort alors d'un trait, en enchaînant les deux tronçons de sommeil. Thomas Wehr, dont les recherches portent sur les rythmes de sommeil, a ainsi placé des volontaires sains dans l'obscurité pendant quatorze heures puis à la lumière pendant dix heures : après plusieurs nuits, leur sommeil était lui aussi coupé en deux, avec une longue phase d'éveil au milieu, comme celui des moines[6]. En clinique du sommeil, ce rythme reste observé dans le trouble du maintien du sommeil, une forme d'insomnie dans laquelle les patients s'endorment aisément, mais se réveillent brutalement après un à deux cycles de sommeil, clairs comme s'ils avaient fini leur nuit et pour une longue durée, sans parvenir à se rendormir avant les petites heures du matin : comme s'ils bénéficiaient bien en début de nuit de la pression homéostatique de sommeil (plus on manque de sommeil, plus on a sommeil), et en fin de nuit de la pression circadienne de sommeil (plus la température est basse,

---

6. Wehr T. A., « In short photoperiods, human sleep is biphasic », *J. Sleep Res.*, 1992, 1, p. 103-107.

vers 4 heures du matin, plus on s'endort vite) sans parvenir à joindre ces deux morceaux. Il serait intéressant de mesurer la température interne de ces insomniaques, afin de voir si, avec le temps, ils n'ont pas développé une remontée trop précoce (et biphasique) de la température, qui conditionnerait à force ce long éveil intranuit. On peut aussi, d'un point de vue cognitif, prendre à témoin le type de sommeil des moines ici, ou des paysans du Moyen Âge, pour leur conseiller de mettre à profit leur veille intrasommeil (lecture, réflexion, prière) sans risque de conséquence diurne majeure ni de longévité réduite (les moines de l'ordre étudié sont nombreux à vivre centenaires). Cela pourrait apaiser leur angoisse et faciliter le rendormissement.

Rêves et hallucinations chez les moines cloîtrés

Comme les hallucinations qui accompagnent l'endormissement (hypnagogiques) ou le réveil (hypnopompiques) sont des phénomènes occasionnels en population générale, et plus fréquents lorsque des sujets manquent de sommeil ou passent trop rapidement de l'éveil au sommeil paradoxal, sans passer par le sommeil lent, questionner les volontaires sur les hallucinations et les paralysies du sommeil faisait partie de notre protocole d'étude des moines. Nous pensions que le manque chronique de sommeil lié à ce sommeil coupé en deux et l'atmosphère de silence devaient les faciliter (tout comme la privation sensorielle facilite les productions hallucinatoires du cerveau humain). En effet, six des dix moines avaient déjà eu des hallucinations hypnagogiques ou hypnopompiques. Pour quatre d'entre eux, il s'agissait d'hallucinations auditives : en se réveillant, ils croyaient entendre toquer à la porte de leur cellule ou sonner le réveil (ils se réveillaient alors le cœur battant, pensant être en retard pour l'office des matines). D'autres imaginaient qu'on leur touchait légèrement l'épaule, ou qu'ils se réveillaient en chantant mentalement des psaumes, avec une grande gaieté. Pour deux moines, il s'agissait, de façon plus gênante, de la sensation désagréable d'une présence démoniaque proche, juste à l'endormissement après matines, c'est-à-dire vers 3 h 30 du matin. L'un d'eux combattait cette hallucination de présence en répétant trois fois à son hallucination diabolique la phrase : « Dis le nom de Dieu ! », ce qui la faisait peu à peu disparaître. Les thématiques hallucinatoires (démoniaques, bruits de cellule, chants) semblent directement liées au monde religieux dans lequel les moines baignent. Cependant, nous avons déjà noté chez des personnes non religieuses des sensations de présence démoniaque lors d'endormissements directs en sommeil paradoxal, en particulier chez des patients atteints de la narcolepsie ou de la maladie de Parkinson.

Les cauchemars étaient plus fréquents chez les moines que chez les témoins. Il pouvait s'agir de rêves démoniaques, mais aussi de tracas liés à la vie en communauté : l'un d'eux rêvait que l'office se passait mal, qu'on ignorait la lecture prévue ou que l'église devenait une arène. Tous les moines rêvaient plus souvent après qu'avant matines, ce qui pourrait correspondre, d'un point de vue physiologique, au fait que le sommeil des petites heures du matin est naturellement plus riche en sommeil paradoxal, phase dans laquelle les sujets se rappellent plus volontiers leurs rêves.

Nous avons également souhaité savoir si, en raison de leur vie de solitude et de silence, ils parlaient au contraire beaucoup en rêve et rêvaient qu'ils rencontraient des personnes extérieures à la communauté. Enfin, nous voulions savoir s'il leur était possible de prier en rêve : en effet, l'une des raisons qui ont poussé des générations entières de moines à veiller aux heures précoces du jour était d'éviter les rêves, non contrôlés par la volonté et parfois impurs ou envoyés par le démon. Tous avaient des conversations en rêve, rares chez trois d'entre eux, difficiles à comprendre chez deux ou fréquentes chez cinq. Six des dix moines disaient prier en rêve, quoique les occurrences soient très rares, alors que deux ne rapportaient que des actes de piété sans réelle prière ; enfin, deux d'entre eux n'étaient jamais moines en rêve.

Aussi, les moines parlent fréquemment en rêve et quasiment jamais en journée du fait de leur vœu de silence. Cependant, cela n'a rien de surprenant dans la mesure où de nombreuses actions peu ou pas réalisées en journée le sont en songe : les paraplégiques marchent et les patients amputés ont des membres complets, par exemple (voir chapitre 3). Loin de nous l'idée d'y voir la compensation d'un quelconque manque. De plus, comme nous l'ont expliqué nos collègues orthophonistes, la parole intérieure (celle où nous nous adressons à nous-mêmes, sans vocalisation extériorisée sauf chez certaines personnes qui se parlent à elles-mêmes à voix haute) représente plus de 80 % des paroles d'une journée, la conversation avec d'autres personnes que nous-mêmes seulement 20 %.

Par contre, la prière, qui est l'une des activités les plus fréquentes en journée par les moines, est rare ou absente en rêve. Cependant, la prière en éveil a été étudiée en imagerie cérébrale fonctionnelle : elle requiert des processus cognitifs focalisés et complexes, mettant en jeu un réseau pariéto-frontal qui inclut le cortex préfrontal dorso-latéral, le cortex frontal dorso-médial et le cortex pariétal médial. De même, la perception de l'amour de Dieu est associée à une activation du gyrus frontal médian droit. Toutes ces régions ont une activité réduite en sommeil paradoxal. C'est ce qui pourrait expliquer que la vraie prière soit difficile en rêve (alors que les actes de piété ou la liturgie y sont présents). Enfin, les rêves des moines comportent, comme chez tout volontaire sain, des éléments en continuité avec leur vie d'éveil (liturgie, démons, sonneries du monastère, chants) et d'autres en discontinuité (paroles nombreuses, peu de prière, parfois aucune vie de moine en rêve).

CHAPITRE 5

Un nouveau trouble du rêve : le trouble comportemental en sommeil paradoxal

Le trouble comportemental en sommeil paradoxal a été identifié pour la première fois chez l'homme en 1986, par Carlos Schenck, psychiatre dans l'unité de sommeil de l'hôpital de Minneapolis[1]. Il reçoit cette année-là plusieurs hommes âgés de 50 à 80 ans qui se sont blessés pendant leur sommeil : l'un a le bras plâtré, car il a heurté violemment le mur derrière son lit dans son sommeil ; l'épouse de l'autre a un œil au beurre noir, car son mari l'a rouée de coups dans le lit... Pourtant, ce sont tous de vieux couples qui semblent toujours amoureux.

Agitation en sommeil paradoxal

Lorsqu'on leur demande comment cela a pu arriver, tous racontent qu'ils étaient en train de rêver qu'on les

---

1. Schenck C. H., Bundlie S. R., Ettinger M. G., Mahowald M. W., « Chronic behavioral disorders of human REM sleep : A new category of parasomnia », *Sleep*, 1986, 9, p. 293-308.

attaquait et qu'ils se sont défendus avec vigueur. Malheureusement, leurs coups de poing et de pied étaient eux bien réels – l'épouse évoquée plus haut en a fait les frais. Carlos Schenck décide alors de réaliser un enregistrement du sommeil chez ces patients au laboratoire avec les capteurs habituels qui permettent de reconnaître le sommeil et ses différents stades : l'encéphalogramme, qui indique si le cerveau est actif (comme pendant l'éveil) ou plus ou moins ralenti selon les stades de sommeil, les mouvements des yeux (rapides pendant l'éveil, lents et pendulaires lors de l'endormissement et très particuliers, agités par des secousses rapides pendant le sommeil paradoxal), et le tonus musculaire (un capteur placé sur le menton indique l'état de relaxation des muscles posturaux). Il ajoute à ces dispositifs une caméra à infrarouge, la vidéo étant reportée sur le même écran de façon synchrone à ce qu'enregistrent les capteurs de sommeil, afin de déterminer, au dixième de seconde près, quel événement cérébral précède ou accompagne les changements de comportement dans le lit.

Voilà que le patient s'endort normalement, passe par le sommeil lent, calme, son cerveau est de plus en plus ralenti, il n'a pas de mouvements oculaires. Sa respiration est lente, profonde et calme. Puis, après une heure trente de sommeil lent commence la phase de sommeil paradoxal : son cerveau est un peu plus rapide que dans la phase précédente mais pas pour autant éveillé, les yeux s'agitent sous les paupières, les muscles sont totalement relaxés. Jusque-là, tout est normal. Mais voilà que le dormeur s'anime, commence à bouger les doigts, son corps s'anime de secousses. Schenck vérifie l'enregistrement : l'encéphalogramme est pourtant dans le rythme plus lent du sommeil, les yeux bougent, les paupières sont fermées, le dormeur est en sommeil paradoxal. Pourtant, la ligne qui indique le tonus musculaire n'est plus plate, en atonie. Les muscles sont contractés, actifs. Le dormeur sursaute toujours, ses mouvements deviennent des gestes et s'intègrent peu à peu dans un véritable comportement : il parle, attrape des objets invisibles, s'énerve, donne des coups. Après quelques minutes, il finit par se réveiller et raconte un rêve de bagarre, une dispute avec un voisin qui a mal tourné. Schenck comprend alors qu'il observe des comportements en sommeil paradoxal, un stade de sommeil dans lequel le corps devrait être au contraire totalement paralysé, plus encore qu'en sommeil lent. Il dénomme cette pathologie « trouble comportemental en sommeil paradoxal ».

Rapidement, il fait le lien avec les expériences réalisées trente ans auparavant, en 1962, par Michel Jouvet[2]. Ce neurobiologiste français a identifié chez le chat, gros dormeur, une phase de sommeil au cours de laquelle le tonus musculaire est aboli : l'animal ne dort plus en sphinx comme pendant les autres phases de sommeil, mais totalement étalé sur le côté. Seules quelques secousses brèves des moustaches ou des oreilles, comme s'il était agacé par des puces invisibles, viennent interrompre cette relaxation complète. Le chercheur note rapidement que l'encéphalogramme est actif et que les yeux bougent sous les paupières du chat : c'est le sommeil à mouvements oculaires rapides, ou *REM sleep* des Anglo-

---

2. Jouvet M., « Recherches sur les structures nerveuses et les mécanismes responsables des différentes phases du sommeil physiologique », *Arch. Ital. Biol.*, 1962, 100, p. 125-206.

Saxons, qu'il va renommer en français « sommeil paradoxal », en raison du contraste qu'il y a entre une activité cérébrale rapide, proche de celle de l'éveil, des mouvements oculaires identiques à ceux de l'éveil, et un corps profondément endormi. D'ailleurs, il est plus difficile de réveiller l'animal pendant ce stade que dans les autres phases de sommeil, comme si le chat était transitoirement sourd, muet et aveugle.

Le sommeil paradoxal survient séquentiellement, toutes les 60 minutes chez le chat et toutes les 90 minutes chez l'homme : entre ces phases de sommeil paradoxal, l'animal dort en sommeil lent, avec un cerveau plus ralenti, sans mouvements oculaires et avec un tonus musculaire faible, mais toujours présent. Michel Jouvet et son équipe vont passer de nombreuses années à mieux caractériser ce stade de sommeil, à montrer son existence très précoce chez le fœtus, sa grande quantité chez le petit animal et le bébé, à rechercher sa présence dans le règne animal (absent chez les poissons et les crocodiles, qui sont des animaux à sang froid, et présent chez les oiseaux et les mammifères, animaux à sang chaud), à identifier le système qui génère cette phase de sommeil dans le cerveau animal. Il identifie rapidement, par une série d'expérimentations, la zone du cerveau responsable du blocage du tonus musculaire en sommeil paradoxal, dans le tronc cérébral. Il la détruit et observe alors des chats qui présentent, alors qu'ils sont endormis en sommeil paradoxal, une abolition imparfaite du tonus musculaire et des comportements complexes de guet, de chasse, de toilette, comme s'ils extériorisaient leur comportement de rêve. Même si un chat ne peut pas raconter un rêve, Michel Jouvet appelle ces phénomènes « comportements oniriques[3] ». Schenck préfère nommer la maladie humaine « trouble comportemental en sommeil paradoxal » pour bien identifier le stade en question. De façon exceptionnelle en science, le modèle animal d'une maladie a été créé trente ans avant que la maladie ne soit découverte chez l'homme.

Un trouble bien différent du somnambulisme

À la différence des somnambules, les personnes affectées par ce trouble ne se lèvent pas et ne marchent pas. Elles réalisent toutes les actions en position allongée ou semi-assise. Ainsi, le dormeur qui se rêve footballeur lance de grands coups de pied allongé et celui qui court en rêve cours sur place, allongé dans son lit. D'autres points importants différencient ces deux types d'agitation nocturne : les somnambules sont presque toujours des personnes jeunes, des enfants, des adolescents ou de jeunes adultes. Les personnes affectées par ce trouble du sommeil paradoxal ont dépassé la cinquantaine voire bien plus. Enfin, le somnambulisme survient en début de nuit, alors que le sujet est encore dans la phase de sommeil lent profond. Inversement, le trouble comportemental en sommeil paradoxal survient plutôt en fin de nuit, et exclusivement dans la phase de sommeil paradoxal.

---

3. Sastre J., Jouvet M., « Oneiric behavior in cats », *Physiol. Behav.*, 1979, 22, p. 979-989.

*Cauchemars agités :
un mauvais signe ?*

Carlos Schenck continue de recevoir des patients d'âge moyen consultant pour ce trouble. Il identifie rapidement une molécule, le clonazépam, qui empêche la plupart des mouvements pendant le sommeil, diminue ces cauchemars horribles et réduit le risque de blessure. Il note que ce trouble existe soit spontanément, chez des personnes qui n'ont aucun autre problème neurologique ou psychiatrique (il l'appelle alors « trouble comportemental en sommeil paradoxal idiopathique », « idiopathique » signifiant primaire, sans cause connue), soit chez des personnes atteintes de la maladie de Parkinson, de démence, de narcolepsie, ou qui prennent de fortes doses d'antidépresseurs. Chaque année, il revoit les vingt-sept personnes affectées par ce trouble, qu'il a soignées entre 1986 et 1990, afin de s'assurer que le traitement fonctionne bien. Mais il fait, au cours de ce suivi qui durera quinze ans, un autre constat : au bout de cinq ans, presque la moitié de ses patients développent une maladie de Parkinson ou une démence particulière, différente de la maladie d'Alzheimer[4]. Au bout de quinze ans, ce sont 80 % des patients qui souffrent d'une maladie neurodégénérative (maladie dans laquelle on assiste à une perte progressive de groupes de cellules nerveuses). Le trouble comportemental en sommeil para-

---

4. Schenck C. H., Bundlie S. R., Mahowald M. W., « Delayed emergence of a parkinsonian disorder in 38 % of 29 older men initially diagnosed with idiopathic rapid eye movement sleep behaviour disorder », *Neurology*, 1996, 46, p. 388-393.

doxal isolé n'est donc pas idiopathique, il annonce dans 80 % des cas la survenue, cinq à quinze ans plus tard, d'une maladie neurodégénérative[5]. C'est d'abord une mauvaise nouvelle : un simple trouble nocturne qui se traduit par des cauchemars agités se révèle être la première étape d'une atteinte cérébrale qui commence par le tronc du cerveau, là où est le verrou qui nous paralyse en sommeil paradoxal. Mais c'est aussi une nouvelle qui va permettre d'accélérer la recherche sur les causes de la maladie de Parkinson et la démence à corps de Lewy[6], car des patients à haut risque sont maintenant identifiés en moyenne dix ans avant le début de la maladie : les lésions cérébrales sont encore limitées et la perte de cellules nerveuses est bien inférieure à celle mesurée quand apparaissent les problèmes moteurs de la maladie de Parkinson (tremblement, ralentissement des mouvements, rigidité musculaire) et les problèmes de mémoire de la démence à corps de Lewy. Il est dès lors possible d'intervenir et de tester plus tôt des mesures de protection, qu'elles soient médicamenteuses ou qu'elles consistent simplement à augmenter l'effort physique ou la consommation de café, ou encore à éviter le contact avec des produits toxiques. Il existe actuellement tout un pan de recherche, quoique difficile et insuffisamment financé, qui s'intéresse aux caractéristiques (âge, sexe,

---

5. Iranzo A., Tolosa E., Gelpi E. *et al.*, « Neurodegenerative disease status and post-mortem pathology in idiopathic rapid-eye-movement sleep behaviour disorder : An observational cohort study », *Lancet Neurol.*, 2013, 12, p. 443-453.

6. La démence à corps de Lewy est différente de la maladie d'Alzheimer. Elle commence par des troubles de la mémoire plus visuelle et de l'espace que des mots, avec des troubles qui fluctuent d'un jour à l'autre, des hallucinations et ce trouble comportemental nocturne.

profession, antécédents familiaux, exposition à l'alcool, au café, au tabac, aux pesticides, facteur génétique), au suivi et aux mesures de protection de ces cohortes de patients avec trouble comportemental en sommeil paradoxal idiopathique.

Cet aspect préparkinsonien et prédémentiel est préoccupant et à l'origine de nombreuses voies de recherche pour tenter de ralentir ce processus. De plus, le trouble comportemental en sommeil paradoxal nécessite souvent un traitement pour éviter les blessures. Il est donc important de détecter et de traiter les patients avec trouble comportemental en sommeil paradoxal (qu'il soit idiopathique ou secondaire à des maladies). Mais ce trouble constitue aussi une fenêtre à travers laquelle il est possible, transitoirement, d'observer des comportements oniriques : voir les rêves en actes des dormeurs, sans les réveiller et sans les obstacles propres à l'oubli des rêves et à l'autocensure. Nous verrons dans les chapitres suivants que cela va permettre de répondre à de nombreuses questions sur les rêves.

CHAPITRE 6

Que regardent les yeux du dormeur ?

Le sommeil à mouvements oculaires rapides

Quand, en 1953, Eugene Aserinsky, un technicien de sommeil qui travaille dans l'équipe de Nathaniel Kleitman, physiologiste étudiant le sommeil à Chicago, enregistre l'électroencéphalogramme de sommeil de sa fille, qui n'est alors qu'un bébé, il ne sait pas qu'il est à la veille d'une découverte majeure. Alors qu'il regarde son enfant dormir, il s'aperçoit que ses yeux bougent à grande vitesse sous ses paupières. Il est pourtant sûr qu'elle dort, parce qu'elle présente des ondes de sommeil sur l'encéphalogramme. Il identifie ces périodes à plusieurs reprises, puis, avec Kleitman, met au point un système d'enregistrement des mouvements des yeux. À l'aide de capteurs posés sur la peau de part et d'autre des deux yeux, il enregistre l'électro-oculogramme, c'est-à-dire les changements du potentiel électrique cornéo-rétinien au sein de l'orbite, chez vingt patients endormis. Les périodes de sommeil comportant des séquences de mouvements oculaires rapides reviennent cycliquement : ils appellent alors cette période de sommeil « sommeil à mouvements oculaires rapides », ou *REM sleep* en anglais. Cette période représente 17 à 23 % du sommeil total chez l'être humain, et survient environ toutes les 90 minutes. Mais Aserinsky et Kleitman vont plus loin. Ils réveillent dix de ces patients soit pendant les phases de mouvements oculaires, soit en dehors (30 minutes à 3 heures après) : vingt des vingt-sept réveils en sommeil REM (c'est-à-dire 80 %) s'accompagnent d'un souvenir de rêve détaillé, et les sept autres du sentiment d'avoir rêvé, mais sans se souvenir de quoi (ce qu'on appelle un « rêve blanc »). Au contraire, pendant les périodes de sommeil sans mouvements oculaires, ils affirment ne pas recueillir de « vrai rêve » (sans toutefois définir ce qu'ils entendent par là). Les résultats de leur expérience sont publiés dans la revue *Science*[1]. Ils montrent que non seulement il existe deux catégories de sommeil différentes, l'une avec et l'autre sans mouvements oculaires (les Anglo-Saxons l'appellent *non-REM sleep,* quand les Français parlent de sommeil lent ou de sommeil à ondes lentes) et, en outre, que la phase REM serait la phase exclusive des rêves. On pense donc avoir trouvé un marqueur biologique de l'activité onirique. Comme l'activité encéphalographique est assez rapide, proche de celle qu'on observe au moment de l'endormissement, et que les personnes se réveillent souvent après les phases REM, les Anglo-Saxons pensent que le sommeil

---

1. Aserinsky E., Kleitman N., « Regularly occurring periods of eye motility, and concomitant phenomena during sleep », *Science*, 1953, 118, p. 273-274.

REM correspond à une remontée du sommeil profond vers l'éveil. C'est pourquoi ils l'appellent *emerging stage 1-REM*, ou stade 1 émergent, en miroir du *descending stage 1* de l'endormissement[2].

Depuis, chaque nuit, dans les laboratoires de sommeil du monde entier, les patients enregistrés sont équipés non seulement d'un encéphalogramme, mais aussi de capteurs pour enregistrer les mouvements des yeux et d'autres, posés sur le menton, pour enregistrer le tonus musculaire et repérer ses moments d'absence totale, l'ensemble permettant de déterminer précisément les phases de sommeil paradoxal.

Comment les yeux bougent-ils en sommeil paradoxal ?

À partir du moment où les chercheurs, en 1953, pensent avoir découvert lors du sommeil paradoxal la phase exclusive du rêve, ils développent l'hypothèse du *scanning* : les yeux, sous les paupières, doivent suivre les images du rêve, comme un spectateur qui regarde un film. Peut-être même qu'un nombre important de mouvements oculaires traduit des rêves beaucoup plus riches en images. L'enjeu est d'importance, car en comptant le nombre de mouvements oculaires, on pourrait mesurer la fréquence d'images vues en rêve.

----

2. Michel Jouvet appellera en 1962 ce stade non pas « sommeil à mouvements oculaires rapides », mais « sommeil paradoxal », pour insister sur le contraste entre une activité cérébrale intense, riche en rêves, et un corps profondément immobile, totalement relaxé (par absence de tonus musculaire), et très peu réactif aux stimulations externes.

Un groupe de chercheurs s'attelle alors à mieux décrire ces mouvements oculaires propres au sommeil paradoxal. D'abord, ils diffèrent des mouvements oculaires d'endormissement, qui sont lents, pendulaires : un observateur reconnaît que l'endormissement débute chez une personne qui a les yeux ouverts à ces bascules lentes des pupilles, les globes oculaires partant lentement en arrière. Cela peut survenir quelques secondes avant que les yeux ne se ferment ou alors qu'ils sont déjà fermés. Ces mouvements lents persistent pendant le sommeil lent et même paradoxal, mais il s'y ajoute en sommeil paradoxal des mouvements très rapides des yeux, les globes oculaires tournant à une vitesse de 58° par seconde. Pour autant, ils sont souvent assez différents de ceux de l'éveil : mêlant des trajectoires lentes, obliques et en torsades, ils sont plus proches de ceux que l'être humain présente quand il a les yeux fermés et qu'il imagine une cible visuelle. Enfin, à l'aide de lentilles placées directement sur la cornée chez le singe, des chercheurs japonais ont montré en 1997[3] que les mouvements des deux yeux n'étaient pas toujours coordonnés entre eux (on dit « conjugués ») comme en éveil pour pouvoir se focaliser sur une image cible : ces chercheurs concluent joliment qu'ils ne peuvent suivre les images du rêve, à moins d'avoir un rêve par œil ! Plusieurs chercheurs ont aussi noté que les mouvements oculaires rapides étaient présents en sommeil paradoxal, même chez des individus qui n'ont jamais pu voir d'images : chez les personnes aveugles de naissance, chez le fœtus dans l'utérus, ou

---

3. Zhou W., King W. M., « Binocular eye movements not coordinated during REM sleep », *Exp. Brain Res.*, 1997, 117, p. 153-160.

chez l'animal dont les régions cérébrales occipitales sur lesquelles se forment les images en éveil sont détruites. Chez le chat, Michel Jouvet et Marc Jeannerod ont enregistré des ondes particulières (qu'ils appellent « ponto-géniculo-occipitales », ou **PGO**), survenant « en bouffées » en sommeil paradoxal. Elles partent du tronc cérébral et stimulent les voies et les régions visuelles du cerveau. Elles pourraient donc être le générateur des images du rêve. Or les neurones qui contrôlent les mouvements oculaires en sommeil paradoxal ne sont pas actifs après la survenue des ondes **PGO**, mais en même temps que celle-ci, à la différence de l'éveil. Dans le cerveau du chat, tout se passe donc comme si le tronc cérébral faisait bouger les yeux et en même temps survenir l'image de rêve.

Les yeux scannent-ils les images du rêve ?

Malgré la preuve chez le chat que les yeux bougent en même temps que la stimulation visuelle, et non pas en suivant une image mentale, l'hypothèse du *scanning* conserve ses fervents soutiens. En 1957, Bill Dement et Howard Roffwarg, de l'Université Stanford, réveillent les dormeurs en sommeil paradoxal peu après des mouvements oculaires verticaux ou horizontaux visualisés grâce aux capteurs[4]. Ils recueillent le récit du rêve au moment du réveil, choisissent les rêves dans lesquels un contrôle visuel est indispensable et tentent de corréler

---

4. Dement W., Kleitman N., « The relation of eye movements during sleep to dream activity : An objective method for the study of dreaming », *J. Exp. Psychol.*, 1957, 53, p. 339-346.

rétrospectivement la direction du regard déduite du récit de rêve et celle déduite de l'enregistrement des yeux. D'après eux, tout concorde à 80 %. Par exemple, cette femme qui raconte un rêve dans lequel elle porte un chaton dans ses bras en montant un escalier, portant une attention successivement aux marches, pour ne pas les rater, et au chaton, pour voir s'il ne bouge pas et va bien. Elle a justement, quelques instants avant le réveil, des mouvements oculaires verticaux vers le haut puis vers le bas, alternativement, comme si elle regardait son chat, puis les marches, puis à nouveau son chat. Ces belles démonstrations sont mises en péril par les observations d'autres équipes : ainsi, Moskowitz et Berger en 1969, puis Jacobs en 1972, refont les mêmes expériences, mais aboutissent à des résultats différents. La concordance ne dépasse pas 30 % et est, selon eux, au mieux aléatoire. Le débat a lieu dans l'éminent journal *Nature* et se focalise sur un gilet : en effet, une femme rapporte qu'elle observait un gilet en rêve, détaillant d'un regard vertical chaque bouton de celui-ci. L'enregistrement précédant ce récit ne comportait, sur les cinq dernières minutes, aucun mouvement oculaire vertical, mais uniquement des mouvements horizontaux[5]. Le débat sera définitivement clos un peu plus tard par Roffwarg lui-même, qui remarquera que la technique du récit rétrospectif de rêve corrélé à la direction des yeux en sommeil paradoxal est vouée à l'échec pour deux raisons : la première est que le récit est obtenu après les faits, sans pouvoir précisément déterminer le moment exact où ce rêve est

---

5. Moskowitz E., Berger R. J., « Rapid eye movements and dream imagery : Are they related ? », *Nature*, 1969, 224, p. 613-614.

survenu dans les 10 à 15 minutes qui précèdent le réveil ; la seconde, encore plus difficile à contourner, est que la direction du regard dépend non seulement des mouvements des yeux, mais aussi de celui de la nuque : elle résulte de la conjugaison des deux. Or, en sommeil paradoxal, les yeux du dormeur bougent, mais sa tête et sa nuque sont paralysées par l'atonie propre à ce stade, alors que, dans son rêve, il les bouge normalement. Il n'est donc pas possible de déduire la direction du regard du dormeur des seuls mouvements de ses yeux : il peut parfaitement avoir tourné la tête à droite en conservant les yeux sur sa cible visuelle à gauche, l'œil semblant lui immobile. Les recherches sur l'hypothèse de *scanning* s'arrêtent donc par faillite du modèle de recherche en 1984.

On imagine alors d'autres rôles pour ces mouvements oculaires rapides : une activation automatique et sans motif particulier des neurones du tronc cérébral, des mouvements qui réchaufferaient le cerveau ou lubrifieraient la cornée pendant le sommeil, ou encore stimuleraient et stabiliseraient les circuits actifs en éveil : Roffwarg a ainsi montré que, si on forçait des sujets à l'aide de verres spéciaux à ne voir que sur leur droite en éveil, la nuit qui suivait comportait plus de mouvements des yeux vers la gauche, comme une compensation pour rééquilibrer la direction du regard[6].

---

6. Herman J. H., Roffwarg H. P., « Modifying oculomotor activity in awake subjects increases the amplitude of eye movements during REM sleep », *Science*, 1983, 220, p. 1074-1076.

Le modèle du trouble comportemental en sommeil paradoxal

En 2009, alors que nous travaillons sur le trouble comportemental en sommeil paradoxal, nous filmons la nuit de nombreux comportements chez les patients : des bagarres, des conversations, des gestes qui ressemblent à du tricotage, d'autres qui semblent signifier que le patient mange, et puis, chez un patient qui a cessé de fumer depuis cinq ans, le geste calme et décontracté du fumeur qui porte sa cigarette aux lèvres, inspire la fumée puis l'expire, repose la cigarette, la tapote pour faire tomber la cendre, puis l'écrase dans un cendrier fictif. Autant il semble perdu dans ses pensées quand il fume, autant il tourne la tête et se penche sur l'endroit où il l'écrase fictivement. Il semble la suivre des yeux, comme s'il effectuait ce geste en plein éveil. Certes, il n'a pas de cigarette ; certes, il a les yeux fermés, comme tous les patients lors de ce trouble comportemental ; pourtant, on le voit regarder sa cigarette. C'est alors que nous vient l'idée de vérifier enfin la théorie de Dement et Roffwarg : puisque ce trouble permet à la nuque de bouger normalement, et puisqu'un observateur externe peut voir en direct les gestes correspondant au rêve du dormeur comme s'il observait le mime Marceau, alors on peut mesurer où se situe le regard du dormeur par rapport à sa cible fictive.

Laurène, une de nos étudiantes, se penche sur cet aspect chez les patients atteints de trouble comportemental en sommeil paradoxal. Elle place des électrodes autour de leurs yeux, de façon à distinguer les mouvements verticaux, les mouvements horizontaux, le haut, le bas, la droite et la gauche, et construit des cibles pour calibrer ces mouvements selon leur angle : elle demande au patient éveillé de regarder des cibles placées à différentes distances dans les quatre directions sur le mur face au lit sur lequel il se trouve et mesure l'activité électrique correspondant à chacun de ces mouvements (cette activité va varier sur le tracé d'enregistrement selon la direction du regard et l'angle de déplacement de l'œil quand il tourne). Grâce à ces mesures préalables, on peut savoir quelle cible ils regardent mentalement, en fonction du courant électrique (sa direction et son amplitude) mesuré avec les électrodes une fois les yeux fermés. Puis les nuits sont enregistrées, avec leur cortège de rêves et de cauchemars en actes. Laurène est souvent déçue par les résultats obtenus : les dormeurs sursautent, mais seulement en moyenne pendant une petite partie du sommeil paradoxal (9 minutes parmi les 100 minutes de ce stade) et il est rare qu'ils aient des comportements très complexes, dont on puisse saisir le sens. On imagine alors que si le rêve est une pièce de théâtre dans laquelle le dormeur est acteur, soit il y a des interruptions dans le jeu, soit il y a des moments où le rideau est tombé et cache la pièce qui se joue ; ici, le rideau correspondrait au retour transitoire de l'atonie, du verrouillage de l'activité musculaire. Elle note tout de même deux fois plus de mouvements des bras et des jambes quand les yeux bougent sous les paupières en sommeil paradoxal qu'en dehors des séquences oculaires (ils ne bougent pas en permanence mais par saccades qui occupent environ 20 % d'une phase de sommeil paradoxal) ; cela suggère que les deux générateurs de mouvements, celui des yeux et celui des membres, sont souvent coordonnés. Puis Laurène scrute certains comportements en sommeil paradoxal, qui s'ils étaient réalisés en éveil nécessiteraient obligatoirement un contrôle oculaire de l'action. Elle en trouve dix-neuf : par exemple, ce patient échappe de justesse à une lionne qui l'attaque, il tombe du lit et se retourne une dernière fois pour vérifier que la lionne n'est pas derrière lui ; un patient envoie un baiser avec la main à quelqu'un, un autre embrasse une amie ; un patient donne un ordre à son employé puis salue quelqu'un ; un autre monte sur une échelle, en levant tête, bras et pieds d'un échelon à l'autre ; un patient veut prendre une photo et cadre la scène entre ses deux pouces et index ; un autre étrangle quelqu'un qui l'attaque. Bougent-ils les yeux en direction de leur cible, sous leurs paupières fermées ? De façon surprenante, seulement un peu plus de la moitié de ces scénarios rêvés comportent des mouvements des yeux. En revanche, quand les yeux bougent, le regard se place dans le même plan et la même direction que celle de l'action du rêveur. Ceci ne prouve évidemment pas l'hypothèse du *scanning*, mais plutôt que les mouvements oculaires du dormeur n'ont rien d'aléatoire, et se placent bien dans la direction de l'action en rêve. Quand nous avons publié ces résultats[7], Howard Roffwarg, alors à la retraite et que nous ne connaissions que par ses fameux articles écrits dans les années 1960, nous a envoyé un mot de félicitations. Il était content que nous ayons pu reprendre son modèle et le valider autrement.

---

7. Leclair-Visonneau L., Oudiette D., Gaymard B., Leu-Semenescu S., Arnulf I., « Do the eyes scan dream images during rapid eye movement sleep ? Evidence from the rapid eye movement sleep behaviour disorder model », *Brain*, 2010, 133, p. 1737-1746.

Des yeux de marionnettes en dormant

Si l'on veut réconcilier toutes les données obtenues chez l'animal et chez l'homme, on peut imaginer que tout se passe finalement chez le dormeur comme chez une marionnette : le marionnettiste (ici le tronc cérébral) fait à la fois bouger les yeux et les membres de sa marionnette comme s'ils étaient coordonnés ; il fait aussi apparaître les personnages que doit regarder sa marionnette, et ce de façon simultanée, en parallèle et non en série. En sommeil paradoxal, un système nous anime comme des pantins, nous faisant mimer au plus près une scène, bougeant notre corps et nos yeux tout en montrant des images et des sons concordants : on s'approche du cinéma dynamique du Futuroscope ou de la Villette, quand notre corps bouge en même temps que l'action du film, rendant l'expérience extrêmement crédible. Quel pourrait être le but de ce qui nous anime, telles des marionnettes, au plus profond de notre sommeil ? Qui est le marionnettiste et quel scénario suit-il ? Le sens de ces expériences virtuelles n'est évidemment pas encore connu, mais certaines expériences décrites plus loin permettent de s'en approcher.

CHAPITRE 7

Quand Morphée guérit Parkinson

Monsieur C. entre dans le bureau de consultation. Il marche avec difficulté, peut à peine parler. Son épouse parle à sa place. Monsieur C. a une maladie de Parkinson très avancée. Il bouge lentement. Les effets des médicaments sont de plus en plus courts et de moins en moins probants. La nuit, il fait de nombreux rêves, dont beaucoup de cauchemars. Il en raconte peu à sa femme, mais elle le voit bien, car il s'agite beaucoup dans son sommeil. La semaine dernière, il a rêvé qu'il était attaqué par des caïmans lors d'une promenade en canoë. Dans son rêve, il s'est défendu à coups de rames. Dans la réalité, il s'est emparé de la table de nuit en chêne et l'a brandie au-dessus du lit en hurlant : « Il y a des caïmans ! » Ce qui a le plus surpris sa femme, c'est qu'il parlait distinctement et qu'il parvenait à porter cette lourde table de nuit, ce dont il est incapable lorsqu'il est éveillé.

Après avoir écouté cette surprenante histoire, nous avons décidé de mieux explorer ce qui se passe la nuit pour ces patients atteints de la maladie de Parkinson. Ce travail a été confié à une doctorante neurologue, Valérie Cochen de Cock[1]. Elle a interrogé cent patients. Il leur était demandé de venir au rendez-vous en couple, car le conjoint explique souvent mieux les comportements nocturnes anormaux que le patient lui-même. La qualité des mouvements était évaluée en éveil, avec et sans lévodopa, médicament qui pallie le manque de dopamine, en cause dans la maladie de Parkinson. Parmi ces cent patients, soixante présentaient des comportements anormaux pendant le sommeil, avec des rêves en actes, tous très évocateurs de trouble comportemental en sommeil paradoxal. À la question : « Comment bouge votre mari parkinsonien quand il vit ses rêves ? », 87 % des épouses rapportaient que les mouvements étaient mieux effectués que lorsqu'ils étaient éveillés : gestes plus rapides, plus lisses ou plus forts. Ils étaient parfois même mieux effectués qu'au plus fort de l'effet de la lévodopa. Certaines actions suggéraient même une force colossale. Leur voix, normalement faible et mal articulée, peu intelligible comme chez tous les patients atteints de maladie de Parkinson, devenait forte et bien distincte. Il leur arrivait même de crier. Leur visage, quand le conjoint pouvait l'observer clairement dans la nuit, prenait une expression d'émotion visible (rire, sourire, froncement de sourcils), toute une expressivité qui était perdue en éveil suite à la maladie. Une épouse nous a même dit : « Je me demande s'il n'exagère pas un peu sa maladie, parce que la nuit, ce n'est plus le même, il parle et bouge bien. »

---

1. De Cock V. C., Vidailhet M., Leu S., Texeira A., Apartis E., Elbaz A., Roze E., Willer J. C., Derenne J. P., Agid Y., Arnulf I., « Restoration of normal motor control in Parkinson's disease during REM sleep », *Brain*, 2007, 130, p. 450-456.

Monsieur X., 65 ans, a rêvé qu'il était un canard policier, et qu'il poursuivait des pigeons voleurs. Sa femme l'a trouvé accroupi sur le lit, battant des ailes et chantant « pin-pon, pin-pon », avec une voix de canard ! Non seulement en éveil il était incapable de chanter, mais, en outre, il lui était impossible de se tenir accroupi – un exercice d'équilibre auquel il s'entraînait avec grande difficulté avec son kinésithérapeute.

Monsieur G. se rêvait, quant à lui, dans un château fort au Moyen Âge, sauvant une belle princesse. Son épouse l'avait vu dans le lit, à demi assis, bataillant dans l'air avec une épée fictive, et criant : « Manon, Charlemagne ! » Évidemment, il était incapable d'exécuter ces gestes avec la même rapidité dans la journée, surtout sans médicament.

Un ancien ouvrier spécialisé dans la fabrication de boutons pour la haute couture parisienne classait des boutons fictifs dans son sommeil, les jetant un par un dans des barils selon leur taille et leur matière, avec une dextérité qu'il avait largement perdue en éveil.

Une infirmière, à qui nous racontions ces observations étonnantes, nous les a résumées en disant : « Alors, Morphée guérit Parkinson ? » La disparition transitoire de la maladie de Parkinson pendant ces comportements oniriques nous a immédiatement poussés à en chercher l'explication, avec l'espoir que, si l'on pouvait ainsi connaître les mécanismes du rétablissement de la motricité pendant le sommeil, on pourrait peut-être les rétablir en éveil.

Des récits qui aident
à comprendre ce qui se passe

Les exemples donnés par les patients et leurs conjoints ont été nombreux. Chacun a servi à avancer dans les explications de cette curieuse guérison transitoire, la nuit, de la maladie de Parkinson. Ainsi, Monsieur S., 72 ans, touché par la maladie depuis dix ans, rapportait le rêve récurrent au cours duquel il se trouvait, à chaque fois, dans une fête foraine. Il profitait avec joie de toutes les attractions et parfois faisait des tours de manège, de montagnes russes ou glissait sur un toboggan géant. Souvent, au pied de l'attraction se tenait une jolie fille, entièrement nue. Elle l'interpellait d'un « youhou ! » accompagné d'un sourire encourageant. Lui répondait d'un « youhou ! » et se jetait sur le toboggan pour descendre la rejoindre. Il glissait avec délectation vers sa belle inconnue. Chaque fois, il atterrissait sur la descente de lit et se réveillait. Il appelait alors sa femme, qui se réveillait à son tour et avait alors un mal fou à relever son mari parkinsonien, à nouveau incapable de bouger. Elle était mécontente de cette histoire, d'une part car elle avait mal au dos à force de le tirer pour le remettre dans le lit, et d'autre part parce qu'elle était un peu jalouse de la jeune fille nue du rêve... Cette histoire nous a montré que les signes moteurs de la maladie de Parkinson, s'ils disparaissent lors de ces rêves agis au point que ce monsieur était capable de crier « Youhou ! » et de se déplacer pour glisser sur le sol, réapparaissent dès qu'il se réveille sous une forme de blocage majeur des mouvements.

Autrement dit, la disparition de la maladie en rêve n'est pas liée à un effet positif persistant du sommeil sur la motricité, à une recharge nocturne en dopamine des cellules cérébrales affaiblies, grâce au sommeil et à l'immobilité. Le « bénéfice du sommeil », que l'on explique par cette recharge nocturne en dopamine, s'observe en effet chez un tiers des patients parkinsoniens : ils se réveillent en forme le matin, sont capables de bouger normalement pendant environ une heure et retardent ainsi l'heure de la première prise de lévodopa. Cette explication ne fonctionne donc pas pour les rêves en actes, sinon l'agilité motrice devrait persister quand le patient se réveille de son rêve. D'autres exemples ont conforté ce constat : une épouse a ainsi vu son mari déambuler la nuit, et l'a appelé, le croyant éveillé. Surpris, il s'est réveillé à son appel et s'est immédiatement figé, incapable de faire un pas de plus. Elle a dû aller chercher un fauteuil roulant pour le ramener, totalement bloqué, dans son lit.

Et si la fureur suffisait à rompre le carcan parkinsonien ?

Une autre explication avancée pour expliquer ce phénomène de guérison transitoire est celle des « kinésies paradoxales ». Un grand neurologue du début du xxe siècle, Achille Souques, avait ainsi rapporté le cas d'un de ses patients, atteint au dernier degré d'une maladie de Parkinson avancée, incapable de se mouvoir et qui restait assis dans son fauteuil toute la journée, immobile et les mains tremblantes. Un jour survint un incendie, et le vieillard se leva brutalement, marcha et fuit l'incendie seul, jusqu'à ce que, une fois parvenu dehors, il se fige à nouveau. Une des interprétations qui avaient été données à ce cas surprenant, survenu en plein éveil, était celle du stress « de vie ou de mort » qui aurait suffi à rétablir la mobilité pour quelques minutes. Or les récits des rêves associés aux comportements oniriques de nos patients étaient souvent des récits de bagarre, allant de combats médiévaux à des attaques dans la jungle, en passant par des agresseurs urbains : bref, plutôt des cauchemars. On aurait donc pu imaginer que le stress important lié à ces cauchemars soit suffisant pour réactiver ces circuits de motricité « de survie ». De plus, le sommeil paradoxal était connu, depuis les travaux d'imagerie cérébrale de Pierre Maquet, en Belgique, pour être un stade pendant lequel les régions génératrices des émotions (les amygdales cérébrales) étaient particulièrement activées, beaucoup plus que dans le sommeil lent. Cependant, nous avons très rapidement collecté des récits de comportements oniriques sans stress particulier : ce patient qui chantait dans son sommeil *Le Plus Beau Tango du monde* en souriant, alors qu'il se rêvait chantant sous sa douche (et qu'il était devenu incapable de chanter en éveil), ces patients qui éclataient de rire dans leur sommeil... Très rapidement, nous avons recueilli des récits de discours, de cours magistraux, de ventes, de conversations qui ne contenaient aucun élément de violence qui puisse soutenir l'hypothèse des kinésies paradoxales d'éveil.

Dans la seconde partie de cette recherche, après la période d'enquête auprès des couples, nous avons demandé aux patients s'ils acceptaient de passer une nuit au laboratoire de sommeil, afin que nous puissions étudier de plus près ce phénomène de rétablissement de la motricité pendant le sommeil. Cinquante et un patients ont ainsi pu être filmés grâce à une caméra vidéo infrarouge synchronisée aux différents capteurs permettant de déterminer les stades de sommeil : encéphalogramme enregistrant l'activité des neurones à la surface du cerveau, oculogramme enregistrant les mouvements des yeux sous les paupières fermées, électromyogramme enregistrant l'intensité du tonus (le degré de contraction) des muscles. En plus du muscle du menton, qui est un muscle de posture qui normalement se relâche complètement en sommeil paradoxal (atonique), nous avons enregistré le degré de contraction des muscles des bras et des jambes, et plus particulièrement les muscles qui tremblaient le plus en éveil, qui diffèrent d'une personne à l'autre.

Deux tiers de ces patients ont bougé ou parlé anormalement en sommeil paradoxal (alors que pour quelqu'un qui n'a pas la maladie de Parkinson, le corps est immobile, le dormeur ne prononce aucun mot), ce qui correspond à des comportements oniriques, ou trouble comportemental en sommeil paradoxal. Bien que des phénomènes aussi remarquables que ceux décrits à la maison (comme le rêve du canard policier ou celui du chevalier médiéval) ne se reproduisent pas toujours pendant une seule nuit en laboratoire, il y a eu cependant suffisamment de mouvements des bras et des jambes pour les analyser neurologiquement. Tout d'abord, le tremblement d'éveil, facilement reconnaissable sur un enregistrement de surface des muscles (bouffées de contractions rythmiques survenant à raison d'environ cinq par seconde), disparaissait totalement pendant le sommeil paradoxal, même lorsque le tonus musculaire était rétabli. Il était même possible de repérer l'éveil sans regarder l'encéphalogramme, simplement à la réapparition du tremblement. Ensuite, les grandes contractures musculaires, qui font tant souffrir les patients en éveil, comme de puissantes crampes par exemple, disparaissaient aussi complètement pendant ce stade de sommeil (et ne réapparaissaient qu'au réveil). Finalement, les mouvements des dormeurs (sursauts, claques, coups de pied et de poing, mouvements d'enroulement) étaient bien plus rapides qu'en éveil. L'observation médicale corroborait donc l'observation faite par les conjoints.

Nous avons donc émis trois hypothèses pour comprendre le mécanisme de ces mouvements nocturnes et leurs générateurs cérébraux : soit ces mouvements étaient produits par des systèmes primitifs, n'utilisant pas les circuits développés du mouvement, acquis peu à peu par l'enfant ; soit ils étaient bien produits, comme les mouvements d'éveil, par le cortex moteur, et le message du cortex passait, comme en éveil, par les noyaux gris centraux, qui filtrent, lissent et automatisent les mouvements courants ; soit encore le message cortical court-circuitait les noyaux gris centraux.

Les comportements oniriques sont-ils exclusivement primitifs ?

Si l'on considère que le combat et l'attaque sont des comportements archaïques, programmés en quelque sorte génétiquement dans l'espèce humaine, il était une fois de plus évident que nombre des comportements oniriques sont primitifs. Pour en être sûrs, nous avons mis en place deux stratégies : l'une était de recueillir le plus de comportements nocturnes possible, en vidéo comme en récit, pour établir un répertoire éthologique le plus complet possible. L'autre était de compter, dans un groupe donné, la proportion de rêves en actes violents et non violents. Ainsi, en comptant précisément les récits de rêves en actes chez cent patients souffrant de comportements oniriques, nous avons noté 82 % de rêves violents (presque toujours des combats et des agressions) et 18 % de rêves non violents[2]. Le même patient pouvait lors de son premier rêve de la nuit présenter un rêve violent, puis au cours du suivant, deux heures après, éclater de rire et chanter, à la fois dans son rêve et dans son lit de façon observable. De plus, comme l'avait déjà constaté le groupe de Montréal de Jacques Montplaisir, les rêves agressifs contrastaient avec le caractère particulièrement doux et placide des patients dans la journée, un peu comme dans *Docteur Jekyll et Mister Hyde.*

Monsieur R. est un homme doux et réservé de 66 ans. Il continue à travailler à mi-temps, enseignant aux plus jeunes ce qu'il a fait toute sa vie : la vente de matériel agricole. Cependant, il trouve les jeunes moins attentifs et plus agressifs à son égard. Il pense que cette attitude un peu hostile influence ses nuits. Depuis deux ans, celles-ci sont agitées d'après sa femme. Il parle, discourt, crie et se débat. La semaine dernière, il a fait un cauchemar dans lequel on attaquait sa famille : il l'a défendue à coups de poing, mais en réalité il a blessé sa femme au nez. Il en était catastrophé. Ils sont descendus ensemble à 3 heures

---

2. Oudiette D., De Cock V. C., Lavault S., Leu S., Vidailhet M., Arnulf I., « Nonviolent elaborate behaviors may also occur in REM sleep behavior disorder », *Neurology,* 2009, 72, p. 551-557.

du matin dans la cuisine pour la soigner, et quand il a vu le sang couler du nez de sa femme et compris que c'était lui qui avait fait ça, il s'est évanoui. Sa femme a donc dû le secourir, tout en se pinçant le nez pour arrêter l'hémorragie.

Monsieur T. est un ancien notaire de 75 ans fort poli, qui vient en consultation avec son épouse. Les époux se vouvoient. C'est elle qui parle, car lui-même se souvient peu des événements nocturnes. Elle nous rapporte des scénarios de bagarre, et ajoute : « Mon cher, veuillez m'excuser, mais il faut tout dire au docteur. Vous avez dit : "Putain" lors de cette bagarre. Excusez-moi encore, très cher. » Monsieur T. semble très ennuyé, d'autant plus qu'ils vont bientôt garder leurs petits-enfants : il ne souhaite pas que ceux-ci l'entendent parler ainsi dans son sommeil.

Nous avons toujours observé cette réaction très compréhensive du conjoint vis-à-vis des violences nocturnes. En effet, les épouses sont parfaitement conscientes du côté involontaire et par conséquent excusable des comportements nocturnes du patient. D'ailleurs, dans le scénario imaginaire, ce dernier se défend ou défend souvent son épouse ou ses enfants contre des agresseurs. De plus, il s'agit souvent de couples mariés depuis quarante ou cinquante ans, qui connaissent très bien le caractère diurne du patient et font bien la différence. Les interprétations des patients et conjoints tournent plutôt autour de la transformation nocturne de problèmes diurnes anciens (« Je revis des problèmes que j'ai eus au bureau avant ma retraite ») ou récents (« Ce doit être parce que j'ai du mal à accepter ma maladie » ou « Je ne parle pas assez dans la journée, cela doit ressortir la nuit » – l'idée du rêve exutoire des comportements refoulés dans la journée est encore très répandue).

Sur le plan neurologique, le débat reste ouvert : lésions des régions frontales liées à la maladie de Parkinson qui libèrent alors des comportements archaïques, activation préférentielle de comportements négatifs liée à l'état dépressif diurne du patient, retour en enfance lorsque les animaux peuplent les rêves plus que les hommes, ou simple transcription en acte des rêves négatifs de tout un chacun.

L'idée d'archaïsme dans les comportements oniriques est donc très présente. Cependant, tant dans les récits que sur les vidéos, les comportements non violents ont aussi abondé. Pour exemple cet ancien aviateur qui rêvait qu'il posait son avion sur l'aéroport de Douala. Puis il descendait sur le tarmac, rejoignait à pied la verdure sur le bord de la piste, et escaladait une colline. Au sommet de celle-ci, il découvrait un paysage merveilleux, dans des nuances de couleur dignes des peintures du Douanier Rousseau. Au milieu de ce magnifique panorama s'étendait une belle piscine, remplie non pas d'eau mais d'herbe verte. Le patient s'y jetait alors avec délectation et y nageait avec plaisir. Mais alors qu'il nageait tranquillement, il ressentit une gêne dans sa jambe droite. C'est alors qu'il se réveilla : il nageait sur le bord de son lit, et sa femme lui maintenait la jambe droite pour lui éviter de tomber.

Un autre patient tenait un magasin de tissu dans la « vraie vie », et en rêve, au laboratoire, vendait aussi du tissu et disait : « 2 mètres, 3 mètres, 3,5 mètres, et voici » ou « 70 euros, non, mais c'est une affaire ! » Un patient âgé mangeait une soupe fictive en sommeil paradoxal, un autre tournait une cuillère dans une tasse de café avec une dextérité d'homme éduqué. Rires, chant, ébauche de danse, salut, sifflements pour appeler son chien, applaudissements, signe du pouce levé signifiant que le spectacle est bon, signe de croix en criant « Satan » et « Jésus-Christ sauve-nous ! », tous les comportements humains y étaient. Un professeur faisait l'appel au début d'un cours et disait haut et fort : « Je note le nom des retardataires ! » Ce qui était intéressant, c'est qu'il y avait dans son discours des pauses qui suivaient les questions, comme s'il écoutait intérieurement la réponse et n'extériorisait que sa partie à lui de la conversation. Un autre homme combattait des dinosaures à l'aide de son oreiller dans son rêve du premier épisode de sommeil paradoxal, puis, dans le rêve suivant, chantait avec force gestes d'accompagnement une chanson militaire de salle de garde. Une femme cueillait des pommes en rêve, jusqu'à attraper la tête de son mari et tenter de la cueillir, ce qui les a réveillés tous les deux. Nous avons également identifié des comportements de nature probablement sexuelle, ou encore celui d'un patient qui se rêvait alors tranquille au bord d'une rivière en train d'uriner dans l'eau, mais ceux-ci étaient très rares.

En échangeant nos vidéos lors de congrès avec des collègues d'autres pays, nous avons pu voir un patient japonais se faire fictivement hara-kiri (sans sabre !) dans son sommeil paradoxal et un patient espagnol chanter en claquant la langue ces chants andalous très particuliers. Nous attendons toujours de voir les vidéos de nos collègues italiens (qui font de nombreuses recherches sur le trouble comportemental en sommeil paradoxal mais hélas ne montrent pas de vidéos en congrès), car les gestes des mains et des bras qui accompagnent nos paroles et permettent d'insister sur les aspects saillants du discours sont déjà riches chez nos patients français endormis : on aimerait voir ce qu'un patient italien, dont le langage parlé est si riche en gestes d'accompagnement, pourrait mimer en dormant.

Finalement, de nombreux comportements oniriques sont des comportements acquis, fortement influencés par notre éducation et notre culture : applaudir n'est pas un programme génétique, mais un comportement de satisfaction qu'on apprend aux enfants, de même qu'on leur apprend en Europe le signe du pouce levé, le reste de la main fermé, comme signe de satisfaction, ou qu'on apprend le signe de croix au catéchisme. Rien de primitif ni d'archaïque dans le fait de donner un cours ou de vendre du tissu. Nous avons ainsi identifié dans la gestuelle qui accompagne ces rêves en actes l'immense étendue du répertoire des comportements humains en éveil. De plus, la présence de paroles et de discours bien formés ne peut que provenir d'une source située dans le cortex. Finalement, il n'est pas possible que les comportements nocturnes proviennent d'un générateur différent de ceux produits en veille. Il fallait donc une autre explication à l'amélioration motrice observée lors des comportements oniriques chez les patients atteints de maladie de Parkinson.

La transmission dopaminergique est-elle rétablie en sommeil paradoxal ?

Chez les patients parkinsoniens, les mouvements sont ralentis et parfois bloqués en raison d'un manque de dopamine au niveau des noyaux gris centraux, qui exercent un contrôle sur les mouvements en les filtrant et les automatisant. Lorsque les neurones qui sécrètent la dopamine meurent précocement – ce qui caractérise le début de la maladie de Parkinson –, les mouvements deviennent lents, perdent de leur spontanéité, de leur souplesse et se grippent. Si les mouvements sont rapides au lieu d'être lents en sommeil paradoxal comme en éveil chez les parkinsoniens, alors qu'ils sont bien générés par le cortex moteur (puisque les mêmes comportements sont observés en éveil et en sommeil), alors il est possible que la transmission dopaminergique soit transitoirement rétablie, permettant aux noyaux gris centraux d'être fonctionnels en sommeil paradoxal. Nous avons déjà vu plus haut que ce mécanisme est suggéré pour expliquer les kinésies paradoxales des parkinsoniens (rappelez-vous ce patient semi-paralytique capable de fuir un incendie), et pour expliquer le bénéfice du sommeil (comme chez ces patients dont les mouvements sont souples pendant l'heure qui suit leur réveil, comme si leurs batteries de dopamine s'étaient rechargées pendant les sept heures de repos).

Mesurer la sécrétion de dopamine dans le cerveau des patients parkinsoniens pendant les mouvements en sommeil paradoxal n'est pas possible avec les techniques actuellement disponibles. Il n'existe pas non plus encore de modèle animal combinant à la fois une maladie de Parkinson et des comportements oniriques. Nous avons eu le projet de comparer les zones cérébrales activées lors des comportements oniriques à celles activées lors des mêmes mouvements chez les parkinsoniens en éveil, pour identifier les sources. Nous ne pouvions pas utiliser les techniques dans lesquelles la tête ne doit pas bouger, telles que l'IRM fonctionnelle, puisque par définition nos patients bougent lors de ces comportements. Nous nous sommes donc tournés vers les techniques de scintigraphie cérébrale utilisées pour identifier les foyers cérébraux lors des crises d'épilepsie : il s'agit d'injecter un produit radioactif pendant les mouvements, qui est immédiatement capturé par les cellules les plus actives. Celles-ci vont garder le produit et donc conserver la trace de l'image cérébrale du mouvement pendant une demi-heure, le temps de réveiller le patient de son rêve agité et de le placer dans la caméra qui mesure la radioactivité du produit et trace l'image. Les tentatives de scintigraphie cérébrale des comportements oniriques que nous avons réalisées ont été des échecs : après avoir été admis dans un service de médecine nucléaire, il fallait que le patient soit en sommeil paradoxal pendant la journée. Pour cela, il fallait l'empêcher de dormir la nuit. Cette tâche était dévolue à une étudiante qui a passé la nuit à jouer aux cartes avec les patients pour les tenir éveillés. Malgré cela, soit les patients ne s'endormaient pas, soit ils s'endormaient mais en sommeil lent et non paradoxal, soit ils présentaient du sommeil paradoxal mais pas de comportement onirique, soit quelqu'un entrait juste à ce moment dans la salle d'examen en parlant fort et réveillait le patient... Nous avons fini par entourer chaque patient participant à cette étude de cinq étudiantes qui veillaient la nuit : l'une d'entre elles bloquait la porte de la salle d'examen, une tenait une caméra vidéo, une autre surveillait le stade de sommeil sur l'enregistrement encéphalographique sur un ordinateur portable et faisait signe au technicien pour injecter le produit lors du premier mouvement certain en sommeil paradoxal. Rien de probant n'est hélas ressorti de cette expérience.

Nous nous sommes ensuite rendu compte que certains patients parkinsoniens avaient été opérés par des neurochirurgiens qui avaient placé des électrodes intracérébrales dans les noyaux gris centraux dans le but de faciliter leurs mouvements pendant l'éveil. Ces électrodes sont normalement connectées à un pacemaker qui envoie un courant de haute fréquence dans ces noyaux, courant qui modifie le message moteur et facilite donc le mouvement. Comme toutes électrodes, elles peuvent transmettre l'information dans les deux sens, c'est-à-dire qu'on peut les connecter non pas à un stimulateur, mais à un enregistreur, et recueillir le courant qui émane des noyaux gris centraux. La cible cérébrale la plus utilisée pour cette chirurgie fonctionnelle est le noyau sous-thalamique, une voie de sortie des noyaux gris centraux, qui émet un courant particulier lorsque le mouvement est bloqué, en manque de dopamine (un courant dans une fréquence de 15 à 30 hertz, dans une bande dite bêta), et un autre type de courant (gamma, de 40 à 90 hertz) lorsque le mouvement est facilité par la dopamine.

Nous nous sommes rendus à Grenoble, dans l'équipe de Pierre Pollak et Alim Benabid, les pionniers internationaux de ce type de chirurgie, afin d'enregistrer l'activité des noyaux sous-thalamiques en sommeil paradoxal juste après la chirurgie, avant que les électrodes ne soient connectées au stimulateur – expérience difficile, auprès de patients fatigués par leur journée de chirurgie, dormant mal, souvent confus. Cependant, l'activité dans les noyaux gris centraux en sommeil paradoxal était de nature bêta prédominante, et non gamma. Cela indique

que la conformation électrique des noyaux gris centraux en sommeil paradoxal est de nature à bloquer et non à faciliter le mouvement. Donc, si les mouvements sont, de façon observable, rapides et non bloqués en sommeil paradoxal alors que la voie de sortie des noyaux gris centraux est bloquante, cela signifierait que cette voie n'est pas en action lors de ces mouvements.

Pour compléter cette réflexion, nous nous sommes tournés vers une autre maladie, cousine de la maladie de Parkinson, l'atrophie multisystématisée[3]. Cette maladie grave a aussi pour conséquence un ralentissement important des mouvements, mais les patients sont peu ou pas sensibles à l'apport de dopamine, contrairement à ceux atteints de Parkinson, car non seulement ils n'en fabriquent plus, mais aussi parce que les récepteurs de la dopamine, situés en aval, disparaissent avec la progression de la maladie. Nous avons interrogé les couples et enregistré par vidéo le sommeil et le comportement nocturne des patients. Les comportements oniriques sont très fréquents dans cette maladie, plus même que dans la maladie de Parkinson, et nous avons aussi observé des mouvements rapides en sommeil paradoxal, des paroles un peu mieux prononcées et le retour d'une mimique faciale plus expressive dans le sommeil qu'en éveil.

Cet ensemble de résultats suggère que la réapparition de mouvements rapides en sommeil paradoxal n'est pas liée à une restauration transitoire de la transmission dopaminergique au niveau des noyaux gris centraux.

---

3. De Cock V. C., Debs R., Oudiette D., Leu S., Radji F., Tiberge M., Yu H., Bayard S., Roze E., Vidailhet M., Dauvilliers Y., Rascol O., Arnulf I., « The improvement of movement and speech during rapid eye movement sleep behaviour disorder in multiple system atrophy », *Brain*, 2011, 134, p. 856-862.

Un autre circuit pour ces mouvements ?

En parallèle, à force de regarder les vidéos des comportements nocturnes de nos patients captés en lumière infrarouge, donc en noir et blanc, la doctorante neurologue expérimentée dans l'analyse du mouvement anormal a fini par conclure que ces mouvements étaient certes très rapides, mais qu'ils n'étaient pas totalement normaux.

C'est pourquoi nous avons organisé des séances de cotation des mouvements. Tard le soir, après les consultations, nous avons réuni les spécialistes parisiens du mouvement anormal autour de projections vidéo. Marie Vidailhet, Emmanuel Flamand-Roze, Emmanuelle Apartis sont ainsi venus étudier, image par image, les caractéristiques de rapidité et de localisation de ces mouvements de la nuit[4]. Rapidement, ils ont conclu que ces mouvements ne ressemblaient pas à ceux de maladies du mouvement connues, telles que la chorée de Huntington, les dyskinésies par excès de dopamine chez les patients parkinsoniens, les anomalies du tonus nommées dystonies, les crampes, les tics, les mouvements stéréotypés ou les myoclonies. Les mouvements étaient variés et non stéréotypés, ils ne provenaient donc pas du même générateur que lors d'une crise d'épilepsie. Ils étaient simples ou complexes, et s'organisaient alors souvent dans un but, comme un comportement. Les mouvements étaient

---

4. Oudiette D., Leu-Semenescu S., Roze E., Vidailhet M., De Cock V. C., Golmard J. L., Arnulf I., « A motor signature of REM sleep behavior disorder », *Mov. Disord.*, 2012, 27, p. 428-431.

rapides, mais saccadés, comme légèrement décomposés, comme dans les films de Charlie Chaplin. Ils survenaient par bouffées, entrecoupées de périodes sans mouvement. Un même mouvement pouvait comprendre une activité rapide et franche de l'épaule et du coude, alors que le poignet et les doigts restaient mous, l'ensemble donnant aux mouvements de préhension un aspect de moufle ou de main molle : ceci rappelait la préhension des bébés, qui ratissent avec l'ensemble de la main pour attraper un objet avant de développer une préhension fine entre le pouce et l'index. En somme, les mouvements paraissaient « bruts de décoffrage », comme s'ils n'avaient pas encore été lissés.

Ce résultat suggère que les mouvements sont certes bien produits par le cortex moteur, mais que l'influx nerveux qui les produit court-circuite, d'une manière ou d'une autre, les ganglions de la base. Évidemment, le défi futur sera de reproduire ce court-circuit en éveil, pour rendre aux patients la capacité de se mouvoir, surtout quand les médicaments qui augmentent la transmission dopaminergique ne font plus effet.

CHAPITRE 8

Les somnambules rêvent-ils ?

Les somnambules sont-ils des automates sans rêve ?

Entre 1970 et 2006, on apprenait dans tous les cours sur le sommeil que les somnambules n'étaient pas en train de rêver et qu'ils étaient systématiquement amnésiques de leurs comportements nocturnes. Cette affirmation avait été fondée sur l'observation d'une population d'enfants. Comme le somnambulisme et les terreurs nocturnes surviennent uniquement en sommeil lent profond, souvent en début de nuit, l'absence de rêves associés concordait avec le très faible taux de rêves qu'on obtenait en réveillant des sujets sains dans ce stade. Typiquement, l'individu réveillé en sommeil lent profond est hébété, confus, le cœur battant. Les médecins et tous les personnels de garde réveillés en pleine nuit par la sonnerie du téléphone connaissent bien ce réveil brutal et désagréable, cet état d'esprit confus, quand plusieurs secondes sont nécessaires pour comprendre où l'on est et qui vous parle.

À ce moment précis, il est souvent impossible de se souvenir de quoi que ce soit, le cerveau semblant émerger péniblement d'un sommeil sans rêve ni conscience. Ces éléments cliniques (l'amnésie, la confusion, l'accélération cardiaque au réveil) aidaient alors les médecins à distinguer lors de l'interrogatoire, en l'absence d'enregistrement de sommeil, le somnambulisme du trouble comportemental en sommeil paradoxal.

D'ailleurs, quand Michel Jouvet donnait des conférences sur le rêve et le sommeil paradoxal, et rapportait ses découvertes extraordinaires sur le comportement onirique du chat en sommeil paradoxal (l'animal chassant fictivement les souris en dormant), il se trouvait toujours quelqu'un dans l'auditoire qui demandait s'il ne s'agissait pas de somnambulisme. Il répondait invariablement que le somnambulisme ne survenait pas en sommeil paradoxal, mais à un autre stade de sommeil qui n'avait rien à voir, le sommeil lent profond, ou stade 4, et que les somnambules ne se souvenaient d'aucun rêve. Ce « vide mental » du somnambule en action avait même fait suggérer plus tard à l'équipe italienne de Carlo Tassinari l'idée que le somnambule agissait comme un automate, sous l'action d'un générateur automatique de comportements : comme si les zones archaïques de notre cerveau avaient disposé de programmes moteurs pour marcher, combattre, ramper, manger, qui se seraient activés anormalement la nuit chez les somnambules. L'idée plaisait et commençait à être reproduite dans de nombreuses revues et discussions scientifiques.

Des patients somnambules rapportent des histoires

En 2005, peu de somnambules adultes consultaient notre service. Cependant, nous savions grâce à une étude épidémiologique que 4 % des adultes l'étaient[1]. On voyait souvent de jeunes gens qui n'étaient plus somnambules depuis l'adolescence et avaient recommencé à faire des crises de somnambulisme en s'installant à Paris pour faire leurs études ou lors de leur premier emploi. Il était clair que le manque de sommeil ou un nouvel élément stressant précipitait les crises. Aussi, les premières expériences de vie en couple pouvaient révéler un somnambulisme préexistant, dont le dormeur n'avait pas conscience auparavant, mais que son nouveau conjoint lui rapportait. Or ces jeunes adultes somnambules qui venaient nous voir tenaient un discours bien différent de celui des manuels de médecine. Certes, ils affirmaient se souvenir peu de ce qu'ils avaient fait la nuit inconsciemment, et encore moins de rêves associés. Toutefois, de temps en temps, ils se souvenaient de bouts de rêves.

Nous avons alors commencé à collecter tous ces récits de rêve. Dans l'immense majorité des cas, les patients rapportaient des scénarios catastrophes. Une jeune femme a raconté qu'elle « mourait chaque nuit de mille morts » : une fois elle était enterrée vivante (elle tapait du poing sur le mur pour prévenir qu'elle était sous

---

1. Hublin C., Kaprio J., Partinen M., Heikkila K., Koskenvuo M., « Prevalence and genetics of sleepwalking: A population-based twin study », *Neurology*, 1997, 48, p. 177-181.

terre), une autre fois le plafond s'écroulait (elle tirait vite son époux – surpris – hors du lit pour qu'il ne soit pas enseveli), une autre fois encore les murs de la pièce se rapprochaient du lit pour l'écraser. Peu après le tsunami de mars 2011 au Japon, elle avait rêvé d'un tsunami non pas d'eau, mais de sable. Dans son rêve, des haut-parleurs diffusaient en boucle un message qui invitait à se sauver en montant sur les hauteurs. Pour ne pas être ensevelie par le sable, elle avait grimpé, grimpé... et s'était réveillée en haut de l'étagère de sa chambre. Une autre patiente a rapporté qu'elle se trouvait en rêve dans une chambre avec sa famille, ou dans une pyramide, ou dans une cabine de bateau, ou encore dans une cave, et que, tout à coup, elle se retrouvait seule, les portes disparaissaient et les murs devenaient lisses, sans issue. Elle hurlait alors de terreur, en rêve et en réalité. Une autre femme rêvait qu'il y avait une fente dans le mur au-dessus de sa tête de lit, et que cette fente était emplie de chairs mortes. Sur ces chairs se mettaient à grouiller peu à peu des centaines de cafards. Ces cafards lui tombaient ensuite sur la tête. Alors elle avait couru hors du lit, secoué la tête, vu un dernier cafard tomber de ses cheveux et courir sur le sol, puis elle s'était réveillée. Cette autre femme voyait des araignées partout sur son lit et leur crachait dessus pour les faire fuir. Ce jeune père de famille rêvait que son bébé tombait ; il jaillissait hors de son lit vers le berceau pour empêcher le drame. À ce propos, notre collègue canadien Tore Nielsen avait peu après interrogé plus de cinq cents femmes (pas spéciale-ment des somnambules) réparties en trois groupes : « sans enfants », « enceintes » ou « jeunes mamans » : 75 % des femmes enceintes et des jeunes mères rêvaient de leur bébé, mais les scénarios catastrophes ou les cauchemars impliquant le bébé étaient beaucoup plus fréquents (43 %) chez celles qui venaient d'accoucher. De plus, bien qu'elles n'aient pas été somnambules auparavant, elles avaient des comportements endormis correspondant à ces mauvais rêves. Le cauchemar le plus fréquent consistait à chercher leur bébé dans le lit sans le trouver, ou à rêver qu'il allait avoir un accident ou s'étouffer. Beaucoup se réveillaient le cœur battant, ayant parlé endormies, en criant ou en pleurant. Elles rapportaient aussi que leur mari faisait le même type de rêves.

D'après les récits collectés auprès de tous nos patients somnambules adultes, 71 % d'entre eux se rappellent occasionnellement un rêve associé à leur comportement nocturne et emploient d'ailleurs plus volontiers le terme de cauchemar que celui de rêve[2]. Cependant, les scénarios recueillis sont brefs, souvent limités au souvenir d'une seule scène. On a le sentiment que cet état intermédiaire entre le sommeil et l'éveil ne permet d'accéder qu'à la dernière image d'un rêve dont tout le reste est effacé, presque comme une hallucination, au sortir du sommeil. Un hurlement, un cœur qui bat très vite au réveil, le sentiment associé de mort ou de danger mortel imminent nous ont fait classer ces épisodes nocturnes dans la catégorie des « terreurs nocturnes », une variante du somnambulisme qui se manifeste par une peur intense. Lors de ces épisodes, de nombreux adultes se lèvent et fuient hors de leur lit.

---

2. Oudiette D., Leu S., Pottier M., Buzare M. A., Brion A., Arnulf I., « Dreamlike mentations during sleepwalking and sleep terrors in adults », *Sleep*, 2009, 32, p. 1621-1627.

Des rêves souvent désagréables

En recueillant systématiquement tous ces récits de rêves associés à des comportements réels dans le lit et la chambre, et en les classant par catégories, on trouve dans la population qui consulte à l'hôpital une majorité de patients qui ont des rêves de malchance, surtout des événements extérieurs. Certains – peu nombreux et des hommes pour la plupart – sont attaqués par des zombies ou des « méchants » : les rêveurs vont alors se saisir d'un couteau ou tordre le cou du zombie (la personne qui partage leur lit, en réalité). La petite amie d'un sportif somnambule a dû ainsi donner de grands coups de pied à son fiancé pour parvenir à le réveiller alors qu'il était en train de l'étrangler. Le jeune couple de lycéens était catastrophé, l'une d'avoir failli mourir, et l'autre d'avoir failli tuer sa copine. Malgré cela, ils s'aimaient toujours autant ! C'est d'ailleurs un constat récurrent en consultation lors de ces comportements anormaux nocturnes : le conjoint du somnambule, qui reçoit des coups, est réveillé, traîné par terre et parfois blessé, est la plupart du temps très compréhensif. Le somnambule, lui, est désespéré et honteux d'avoir fait du mal à la personne qu'il aime le plus au monde...

Suite à ces nombreux récits, nous avons suggéré que ces scénarios catastrophes étaient une forme (un peu voyante et extériorisée, malheureusement) de répétition virtuelle des scénarios de tous les dangers possibles que l'homme pouvait rencontrer, conduisant peut-être à être bien mieux entraîné à y faire face en cas de danger réel. Par conséquent, il est possible qu'ils soient utiles à la survie de l'espèce humaine, ce qui pourrait expliquer leur fréquence. Ainsi, rêver de tous les dangers auxquels peut être confronté un nouveau-né (s'étouffer dans les draps, tomber de son berceau, avoir un accident de voiture) pourrait permettre au dormeur de mieux faire face à ce genre de situations en conditions réelles. D'ailleurs, un de nos patients, qui avait plusieurs fois tiré sa femme hors du lit pour la sauver de la noyade ou de l'écroulement du plafond, a trouvé l'explication plausible. En effet, il s'était retrouvé récemment dans le métro témoin d'une altercation entre deux hommes qui en étaient venus aux mains : des trois spectateurs présents, deux s'étaient vite sauvés, et lui seul avait parlé aux deux protagonistes afin de tenter de les calmer et avait ainsi rapidement réussi à faire cesser la bagarre. Évidemment, si cela ne constitue pas une preuve scientifique, c'est au moins une belle histoire !

UNE IDÉE QUI A DU MAL À PASSER

Nous avons rapporté ces résultats dans un article scientifique dans la revue *Sleep*[3]. Selon le système traditionnel des publications scientifiques avec évaluation par les pairs, notre article a d'abord été envoyé à des arbitres anonymes, experts dans le même champ de recherche, afin qu'ils vérifient si les méthodes et les résultats étaient valides, et si nos conclusions étaient fondées. Ils ont exigé de remplacer le titre « Rêves pendant le somnambulisme » par « Contenu mental associé au somnambulisme » pour être plus neutre et ne pas négliger la possibilité qu'il

---

3. *Ibid.*

s'agisse d'hallucinations brèves au sortir du sommeil plutôt que d'un vrai rêve construit. Cette idée selon laquelle les somnambules sont en train de rêver avait un peu de mal à passer. Comme les patients eux-mêmes qualifiaient leur contenu mental de rêves ou de cauchemars, et que dans ce domaine de l'expérience personnelle, les patients nous semblaient plus à même de qualifier leur contenu mental que des investigateurs externes, nous avons finalement par compromis appelé ces rêves *dreamlike mentation*, qu'on pourrait traduire par « contenu mental qui ressemble à un rêve ». Un éditorialiste a conclu en citant l'article qu'il ne serait convaincu que le somnambulisme soit un rêve en actes ayant lieu en sommeil lent profond que lorsque nous aurions enregistré en vidéo des comportements au laboratoire, réveillé le dormeur pendant ces comportements, et obtenu un récit de rêve cohérent avec les comportements observés.

Peu après, une jeune Bretonne est venue dormir au laboratoire : son mari rapportait qu'elle parlait toutes les nuits, semblait préoccupée, sortait du lit et se promenait dans la maison. Lors de sa nuit au laboratoire, elle a rêvé qu'elle était en famille sur un voilier, vent arrière. La bôme[4] du mât, à cette allure, peut brutalement virer de gauche à droite et heurter violemment la tête de celui qui se trouve sur sa trajectoire. Alors qu'elle était endormie et allongée dans le lit, elle a commencé à parler : « Oh, mais qu'est-ce que c'est que ça ? Attention ! Attention ! », puis a brutalement baissé sa tête en la protégeant de ses bras. On la voit ensuite la ressortir avec précaution, lever les yeux au plafond, en disant : « Oh la vache ! » Elle a ensuite

---

4. Partie horizontale qui tend la voile.

raconté à l'infirmière accourue à son chevet qu'elle avait rêvé de cette lourde bôme passant au-dessus de sa tête.

Cet exemple ainsi que des dizaines d'autres rapportés par des collègues ont contribué à convaincre peu à peu la communauté médicale que le somnambulisme était bien une extériorisation des rêves.

POURQUOI LES RÊVES DES SOMNAMBULES SONT-ILS RAREMENT AGRÉABLES ?

Après avoir recueilli et observé ces récits de scénarios catastrophes chez nos patients somnambules, nous nous sommes demandé si nous n'étions pas victimes d'un biais de recrutement à l'hôpital : les somnambules pourraient ne franchir le seuil d'une consultation médicale spécialisée que lorsque leurs comportements deviennent violents ou fréquents, au point de les épuiser eux et leur conjoint, et de provoquer des blessures. Cela aurait ainsi pu expliquer pourquoi ils ne nous rapportaient que des récits de catastrophes. Nous avons alors mis au point une échelle de sévérité du somnambulisme destinée à identifier les patients en plus grand danger de blessures et à évaluer le bénéfice des traitements proposés[5]. Nous avons soumis cette échelle à toute une population de jeunes gens : certains n'avaient jamais été somnambules, d'autres l'avaient été dans le passé. Une grande proportion des anciens somnambules avait eu des comportements associés à des rêves parfois tout à fait banals, voire agréables. Un jeune homme rapportait qu'il avait rencontré en rêve une belle

---

5. Arnulf I., Zhang B., Uguccioni G. *et al.*, « A scale for assessing the severity of arousal disorders », *Sleep*, 2014, 37 (1), p. 127-136.

fille, l'avait serré dans ses bras puis déshabillée en lui ôtant d'un coup sa chemise de nuit et en jetant celle-ci au loin ; il s'était réveillé en étreignant son oreiller qu'il avait « déshabillé » de sa taie la jetant par terre. Un autre rapportait que son père l'avait trouvé au milieu de la nuit, dans le salon, lumière allumée, en train de pianoter sur le manteau de la cheminée. À sa question : « Mais qu'est-ce que tu fais là ? », il avait répondu : « Tu vois bien que je joue de l'orgue ! » Son père, stoïque, lui avait répondu : « Eh bien, quand tu auras terminé, tu n'oublieras pas d'éteindre la lumière. » L'épisode lui avait été rapporté, lui-même ne se souvenant de rien. Le somnambulisme étant hérité d'un des parents dans presque 70 % des cas, certains somnambules se souvenaient d'actions plutôt amusantes de leur père ou de leur mère la nuit. L'un d'eux avait mis des cales aux pieds de son lit, rêvant qu'il garait et bloquait sa caravane.

FUIR OU COMBATTRE ?

La psychologue de notre équipe a ensuite interrogé trente somnambules et vingt patients avec trouble comportemental en sommeil paradoxal sur les derniers rêves qu'ils avaient faits pendant un épisode de comportement nocturne anormal, au cours des semaines qui avaient précédé et celles qui avaient suivi les nuits au laboratoire de sommeil[6]. Elle a entre autres évalué leur caractère agres-

---

6. Uguccioni G., Golmard J. L., de Fontreaux A. N., Leu-Semenescu S., Brion A., Arnulf I., « Fight or flight ? Dream content during sleepwalking/sleep terrors vs rapid eye movement sleep behavior disorder », *Sleep Med.*, 2013, 14, p. 391-398.

sif ou non, déprimé ou anxieux le jour. Quasiment tous les patients, qu'ils soient somnambules ou souffrent de trouble comportemental en sommeil paradoxal, se souvenaient d'un à cinq rêves en actes. Pour se garder de toute interprétation abusive de l'expérimentateur, les 120 rêves ont été analysés à l'aide de diverses échelles internationales de menace, de bizarrerie ou de contenu, par deux codeurs indépendants qui ne connaissaient ni les patients ni leur maladie. Bien que les patients ne soient en journée pas particulièrement anxieux, ni déprimés ou agressifs, leurs rêves en actes étaient en majorité violents et désagréables, et comportaient de nombreux points communs. Elle a toutefois noté quelques différences fondamentales : les somnambules vivaient majoritairement dans leurs rêves un événement malchanceux (chute, inondation, effondrement du plafond, invasion d'insectes), auquel ils répondaient principalement par la fuite, en sauvant aussi leurs proches ; les patients avec trouble comportemental en sommeil paradoxal, eux, vivaient une attaque soit d'animaux (chien qui mord, lions ou crocodiles qui attaquent), soit d'agresseurs humains, dirigée contre eux ou contre leurs proches (des horreurs de guerre, le viol de leur fille), et répondaient en contre-attaquant par des coups de poing, des coups de pied, des griffures ou en tentant d'étrangler leur agresseur. Malheur alors à celui qui dormait à proximité ! Ces modes de réaction étaient majoritaires, mais cependant pas exclusifs : nous avons vu un patient avec trouble comportemental en sommeil paradoxal fuir son lit et se réveiller par terre, alors qu'il tentait d'échapper aux lionnes de son rêve.

Les décors des rêves se sont avérés différents selon que le dormeur était somnambule ou souffrait d'un trouble comportemental en sommeil paradoxal : les rêves des somnambules se passaient plus souvent dans leur chambre et intégraient des éléments de celle-ci (lit, draps, plafond, oreiller), alors que, dans l'autre groupe, les rêves se passaient plus souvent dans un environnement totalement différent (dans la jungle, au travail, dans la rue). Nous avons alors pensé que le somnambule, qui a les yeux ouverts lorsqu'il est en crise, est capable d'intégrer des éléments du décor réel dans le rêve, alors que les autres patients, qui ont les yeux fermés, n'en intègrent rien. Nous avons titré le rapport de cette étude « Face au danger, fuir ou combattre ? » pour qualifier ces deux types de réactions, la première en sommeil lent, la seconde en sommeil paradoxal. Elles pourraient correspondre à deux grands types de simulation de danger et de réponses adaptatives à ce danger, sous-tendus par des mécanismes cérébraux différents entre ces deux stades : la simulation de catastrophe naturelle avec nécessité de fuir le plus vite possible en sommeil lent, et la simulation de bagarre avec nécessité de se défendre immédiatement en sommeil paradoxal.

Le rôle du réveil

Reste tout de même un point difficile à expliquer, comme nous l'a fait remarquer notre ami Roger Broughton, de Toronto. Roger Broughton, aujourd'hui retraité, est célèbre pour avoir rapporté, en 1968, dans la prestigieuse revue *Science*, le fait que le somnambulisme survenait non pas dans ce qu'on appelait alors le *dreaming state* (le sommeil paradoxal), mais en sommeil lent profond. Il avait remarqué que ce qui différenciait les somnambules des nombreuses autres personnes qui avaient, à un moment de leur vie, parlé en dormant ou extériorisé des rêves, était le fait suivant : si on provoquait un bruit près d'un somnambule endormi en sommeil lent profond, on pouvait déclencher un épisode de somnambulisme, alors qu'on ne déclenchait rien chez un sujet « normal ». Comme si la caractéristique du somnambule était de se réveiller « de travers » à partir de ce stade, pour ne s'activer que sur le plan moteur, tout en gardant ses pensées dans le champ du rêve.

Cliniquement, nous avons vérifié très régulièrement sa théorie. Plusieurs conjoints de somnambules nous ont en effet rapporté qu'un bruit peut provoquer un « réveil » partiel de leur conjoint qui s'assoit sur le lit brutalement et parle confusément. Certains maris ont dit qu'ils devaient ramper avec prudence et en silence pour rentrer dans le lit quand leur femme est déjà endormie, pour ne pas provoquer un épisode de hurlement ou de sortie de lit.

De même, au laboratoire de sommeil, lorsque nous avons regardé le matin la vidéo infrarouge de la nuit de nos patients somnambules et écouté au casque de façon concomitante la bande-son, nous avons remarqué dans certaines chambres du laboratoire un bruit aléatoire nocturne : une espèce de claquement sec, comme un bruit de canalisation. Nous l'avions appelé « le fantôme de la chambre 4 ». Or ce bruit sec, quand il survenait près de nos somnambules en sommeil lent profond, provoquait régulièrement, une seconde après, un réveil anormal : le patient ouvrait les yeux, redressait la tête et le torse et parfois fuyait du lit, le tout en une fraction de seconde.

La remarque de Roger Broughton était donc la suivante : si les somnambules sont en train de rêver, comment expliquer alors ces réveils surpris ou terrorisés que l'on observe après un bruit sec ? Dans ce cas, la cause de la terreur n'est pas interne, ce ne peut pas être un scénario catastrophe qui s'est développé avant, ou alors ce scénario a été créé instantanément au réveil. Nous n'avons pas encore de réponse à cette excellente remarque, si ce n'est d'imaginer que notre dormeur suit tranquillement son histoire interne quand le bruit sec survient et est interprété comme une mise en danger imminente, avec nécessité de fuir.

Tous ces éléments évoquent l'idée que de nombreux comportements nocturnes somnambules existent, mais que seule une faible partie d'entre eux, et du contenu mental qui y est associé, est mémorisée par le somnambule. Le contenu mental, quand il est présent, est bien un rêve (ou un cauchemar, dans le cas des terreurs nocturnes), tout simplement parce que les personnes l'appellent « rêve », même si celui-ci a des caractéristiques souvent différentes de ceux que l'on fait en sommeil paradoxal. Le rappel fréquent de scénarios catastrophes peut correspondre à un caractère marquant (et éveillant) de ces événements, qui seront mieux mémorisés en éveil que des événements doux et normaux (l'orgue, par exemple).

Finalement, le somnambulisme, grâce à son aspect d'éveil partiel, nous permet d'accéder au moins à une petite fraction du contenu mental du sommeil le plus profond. On peut donc voir les comportements du somnambule comme une fenêtre d'accès instantané à son contenu mental, sans le réveiller – fenêtre de faible amplitude certes, car beaucoup de comportements ne durent que quelques minutes, mais modèle de recherche tout de même. C'est la direction que nous avons choisie pour certaines de nos recherches sur l'apprentissage et le sommeil, que l'on verra au chapitre suivant.

CHAPITRE 9

Réviser en dormant… et en rêvant ?

Le sommeil améliore-t-il l'apprentissage ?

À partir de 2000, un faisceau d'expériences, menées à l'Université Harvard pour la plupart, a montré que le sommeil améliorait les capacités d'apprentissage. Par exemple, on fait apprendre à de jeunes volontaires une liste de paires de mots, ou on leur demande de suivre le plus vite possible du doigt la trajectoire d'un point rouge. Les étudiants, après un entraînement intensif, obtiennent en moyenne un score de 12/20. S'ils dorment après l'apprentissage et qu'ils effectuent le même exercice le lendemain matin, leur score est bien meilleur que la veille (16/20 environ). Inversement, s'ils apprennent le test le matin (atteignant 12/20 en moyenne) et le refont le soir, sans s'y être davantage entraîné au cours de la journée, ils obtiennent un score de 10/20, c'est-à-dire que leur apprentissage s'est dégradé.

LE SOMMEIL PROTECTEUR DES CONNAISSANCES

Plusieurs théories ont été élaborées pour comprendre comment le sommeil améliore les performances à une tâche récemment apprise. L'une stipule que, pendant le sommeil, à la différence d'une veille de journée de même durée, l'absence de stimulations externes protège la mémoire récente et encore instable du dormeur des interférences qui pourraient l'altérer ou prendre sa place. Une autre, soutenue par l'équipe de Giulio Tononi à Chicago, évoque l'idée que les fréquences de décharge des neurones en bouffées propres au sommeil lent consolident les informations dans les parties du cerveau qui ont travaillé. Cette équipe a ainsi montré que les régions cérébrales qui ont beaucoup travaillé pendant un apprentissage en éveil font l'objet d'un sommeil local plus profond que le reste du cerveau. Inversement, quand on immobilise pendant vingt-quatre heures le bras (même non cassé) d'une personne à l'aide d'un plâtre, la région qui commande ce bras dort moins profondément la nuit suivante que celle qui correspond à l'autre bras ; une fois déplâtré, le bras reste maladroit pendant quelques heures, comme s'il avait désappris à fonctionner[1].

ENTRAÎNEMENT PENDANT LE SOMMEIL

Finalement, la troisième théorie, dite théorie du *replay*, ou réexécution, soutenue désormais par de nom-

---

1. Huber R., Ghilardi M. F., Massimini M., Tononi G., « Local sleep and learning », *Nature*, 2004, 430, p. 78-81.

breuses équipes, trouve son fondement dans une expérience menée sur le rat par Wilson et McNaughton[2]. Celui-ci devait apprendre à reconnaître son chemin dans un labyrinthe, au bout duquel il trouverait, dissimulée sous une trappe, une délicieuse croquette. En parallèle de son cheminement dans le labyrinthe, le rat forme une représentation interne du labyrinthe dans une région de son cerveau, l'hippocampe : il s'agit de décharges dans des neurones qui codent sa position dans l'espace, appelés « neurones de lieu ». Cette carte interne du cheminement est enregistrée grâce à des capteurs placés dans l'hippocampe du rat. Wilson a enregistré, chez le rat endormi en sommeil lent après l'apprentissage du labyrinthe, des décharges dans ces neurones de lieu, qui suivaient le même profil que celles du chemin du labyrinthe – comme si le rat parcourait mentalement le même chemin pendant son sommeil. Le lendemain, le rat est allé directement au bon endroit chercher sa croquette, et beaucoup plus vite que la veille. L'idée est alors née que la mémoire se consolidait en dormant parce que nous pourrions rejouer certaines séquences apprises la veille, et ainsi mieux les entraîner. L'équipe de Pierre Maquet, de l'Université de Liège, a effectivement montré, grâce à de l'imagerie fonctionnelle, que les régions cérébrales qui ont fonctionné pendant un jeu vidéo se réactivent plus en sommeil paradoxal, et que plus elles se réactivent, meilleure est la performance au jeu vidéo le lendemain matin. Difficile cependant de savoir s'il s'agit d'un simple renforcement des connexions qui ont

---

2. Wilson M. A., McNaughton B. L., « Reactivation of hippocampal ensemble memories during sleep », *Science,* 1994, 265, p. 676-679.

travaillé ensemble la veille, ou si cela influence le contenu mental du dormeur au point qu'il rejoue le jeu vidéo en rêve. On pourrait réveiller les dormeurs et leur demander de raconter leur rêve, mais cette technique n'apportera pas de preuve définitive : ils pourraient avoir oublié tout ou partie de leur rêve, ou reconstruire un rêve pour faire plaisir à l'expérimentateur. C'est à ce moment de la réflexion de notre communauté scientifique que nous avons compris que les somnambules pourraient nous aider à progresser sur ce modèle.

DES SOMNAMBULES QUI REJOUENT LA JOURNÉE PRÉCÉDENTE

Ainsi, c'est Élodie qui a apporté le premier argument en faveur de la théorie du *replay*. Élodie a 22 ans. Elle sait qu'elle a été somnambule petite, parce que ses parents lui ont raconté qu'à 8 ans elle se réveillait à 1 heure du matin, s'habillait, mettait son cartable sur son dos et s'apprêtait à partir à l'école. Ses parents l'ont rattrapée plusieurs fois à la porte de la maison. Puis ses comportements nocturnes ont disparu. Devenue étudiante, elle est partie vivre seule. Son premier job d'été, elle l'a fait dans un supermarché, où elle était préposée à l'empaquetage et la mise en sac des achats. Le premier soir, elle s'est couchée tôt, épuisée par sa journée de travail. Le lendemain matin, après un sommeil profond et sans souvenir de rêve, étonnée, elle s'est réveillée en voyant tous les objets de sa chambre (son réveil, ses boîtes, son téléphone) empaquetés dans sa housse de couette. La tâche de la veille au magasin était nouvelle, répétitive et rébarbative. Elle a été répétée inconsciemment pendant le sommeil. Nous ne savons évidemment pas si Élodie a empaqueté mieux et plus vite le jour suivant au supermarché, mais on peut le subodorer.

Puis, peu à peu, d'autres récits de patients nous sont parvenus. Par exemple celui de cette jeune fille somnambule qui a descendu l'Ardèche en canoë pour la première fois à l'âge de 10 ans avec ses frères, et qui, la nuit suivante, a été filmée par ses frères goguenards, en train de pagayer dans son lit, endormie.

Ou celui de cette patiente de 53 ans, Marie, qui a toujours été somnambule, à l'instar de son père et de son frère. C'était plutôt un sujet de rigolade dans la famille, surtout quand elle a retrouvé une tarte aux fraises écrasée sous son matelas. Un jour, elle a aidé sa fille à déménager. Comme le sommier du lit ne passait pas par l'escalier, elles l'ont treuillé par la fenêtre, à l'aide d'une corde. La nuit qui a suivi, Marie se souvient d'avoir rêvé d'une corde au-dessus de son lit, qui se balançait et dont elle était censée attraper l'extrémité. Elle s'est mise debout sur son lit et a sauté en l'air pour mieux s'en saisir. En retombant, son flanc gauche a heurté le montant en bois de son lit, et elle s'est rompu la rate : hémorragie interne, chirurgie en urgence, ablation de l'organe en question. Et pourtant, lorsqu'elle est arrivée dans notre service deux mois plus tard pour évaluer la gravité de son somnambulisme, elle a eu du mal à accepter nos conseils de traitement médicamenteux. Prendre un médicament tous les jours, alors que c'est la première fois en cinquante-trois ans de somnambulisme qu'elle se blesse...

Joachim, un jeune maçon de 25 ans, est venu en consultation accompagné de sa jeune et jolie fiancée.

Deux ans plus tôt, alors qu'ils étaient en vacances au Portugal, sa petite nièce avait failli se noyer dans la mer. Heureusement la petite avait été repêchée vivante, mais l'événement a traumatisé toute la famille. La nuit qui a suivi le drame, Joachim a rêvé que l'enfant se noyait dans une piscine et qu'il sautait dans l'eau pour la sauver. Dans la réalité, il a bondi hors de son lit et sauté par la fenêtre du troisième étage : il s'est brisé les os du bassin, ce qui lui a valu un an de chirurgie orthopédique. Il est venu consulter car son somnambulisme n'a pas cessé : il se lève encore presque toutes les nuits vers minuit, brutalement, et se dirige endormi droit devant lui, parfois justement vers la fenêtre. Finalement, sa fiancée a trouvé une solution efficace : elle s'attache à lui avec un foulard qu'elle noue entre leurs deux slips. Dès qu'il se redresse brutalement dans le lit pour en sortir, elle est tirée de son sommeil et lui parle doucement, avec des mots rassurants : « Tu dors, tout va bien, ne t'inquiète pas mon chéri. » Alors il se rallonge et se rendort. Les nuits où ils ne dorment pas ensemble, elle est très inquiète… Dans le cas de Joachim, il n'y a pas eu d'« apprentissage récent » au sens où l'emploient les psychologues expérimentateurs (il n'a pas plongé dans la piscine la veille), mais un événement marquant auquel il a assisté et auquel il s'entraîne à répondre virtuellement. Il rapporte tout de même l'exécution mentale (et physique) d'une réponse adaptée à un événement de la veille.

Les somnambules révisent-ils en dormant ?

À force d'observer les comportements nocturnes incroyables de nos patients, qu'ils soient somnambules ou qu'ils souffrent de troubles comportementaux en sommeil paradoxal, nous avons été surpris par la fréquence de patients qui refont en rêve les gestes pratiqués pendant leur vie professionnelle, même après la retraite. On se souvient ainsi du charpentier narcoleptique passionné par son métier qui avait construit un escalier à la fois dans son rêve et dans son lit lors d'un épisode de trouble comportemental en sommeil paradoxal, et du marchand de tissu qui disait à voix haute au laboratoire de sommeil : « 5 mètres, 10 mètres... 70 euros... Pas cher, non, c'est pas cher ! » Tous ces éléments, ajoutés à quelques récits de patients qui ont littéralement rejoué pendant leur sommeil une scène vécue la veille, nous ont poussés à tester plus formellement l'hypothèse de la réexécution nocturne des apprentissages récents. Les équipes qui travaillent sur la cognition pendant le sommeil soutenaient que l'apprentissage d'une tâche motrice (par exemple, une séquence de mouvements successifs des doigts au piano) se consolidait pendant le sommeil paradoxal, alors qu'une tâche spatiale (le rat dans son labyrinthe, ou des étudiants qui jouent à un jeu vidéo de navigation dans un palais virtuel) ou verbale (une série de paires de mots à apprendre par cœur) se consolidait plutôt en sommeil lent. Puisque les comportements rêvés nous intéressaient, nous avons décidé de construire une tâche motrice que les patients apprendraient avant de dormir, tâche susceptible d'être améliorée le lendemain matin. Et surtout, nous scruterions la nuit les vidéos pour voir si lors de ces rêves en acte, une partie de la tâche apprise la veille était rejouée. Le brainstorming alla bon train dans l'équipe : il fallait des gestes larges, pour qu'ils soient visibles s'ils étaient rejoués dans un lit sur une vidéo en noir et blanc, et suffisamment complexes pour qu'on ne les confonde pas avec les secousses simples des bras et jambes que l'on voit souvent la nuit chez ces dormeurs. Une étudiante proposa d'apprendre aux patients à jouer de la guitare, un médecin proposa le jeu du bilboquet. La console Wii, qui permettait de jouer fictivement au tennis fut envisagée un moment, et on se proposa même de demander à Nintendo une aide pour notre recherche. Cependant, l'idée que nos patients parkinsoniens âgés (ceux qui ont beaucoup de troubles comportementaux en sommeil paradoxal) aient à sauter sur une plate-forme de Wii nous semblait difficile à mettre en œuvre.

Finalement, notre amie psychologue Sophie Schwartz, de l'Université de Genève, proposa une tâche de temps de réaction sériel : il s'agissait de taper sur un clavier une touche parmi quatre (A, B, C ou D) en fonction du signal de couleur (rouge, verte, bleue, jaune) qui s'affichait à l'écran. La tâche était présentée comme une épreuve de vitesse et les patients étaient entraînés en journée à répondre le plus vite possible au signal. Leur temps de réaction (le temps qui s'écoule entre le signal à l'écran et la frappe de la bonne touche sur le clavier, mesuré en millisecondes) était l'indice de leur degré de performance. En plus (et ce point-là n'est pas révélé au sujet), une séquence de couleur revenait plus souvent que les autres : BABCABD, un peu comme un air de piano.

Dans le cadre général de cette tâche, il existe un apprentissage progressif en veille, puis les performances plafonnent ; une fois la nuit et le sommeil passés, la vitesse de réalisation de la séquence motrice fait un bond de 30 % au-dessus de ce plafond, car, consciemment ou incons-ciemment, les patients (ou leurs doigts) savent que certaines suites de couleurs/lettres reviennent plus souvent. C'est un exemple de la fameuse faculté de déduction propre au sommeil, cette capacité à découvrir une règle cachée en dormant. Ce phénomène a été découvert par l'équipe de Stickgold, à Harvard. Il a aussi été rapporté depuis longtemps par de grands découvreurs, qui affirment avoir trouvé la solution à leur problème en dormant et rêvant : ainsi, Kekulé a découvert la structure des noyaux benzène (trois doubles liaisons atomiques tournant à l'intérieur de la structure hexagonale du benzène) en rêvant la nuit d'un serpent qui tournait à l'intérieur de la structure ; Mendeleïev a mis en place la classification des éléments atomiques et Singer découvert la machine à coudre pendant leur sommeil.

Nous avons donc choisi cette épreuve, mais au lieu de répondre en tapant avec quatre doigts sur un clavier, les patients devaient taper sur quatre souris d'ordinateurs, chacune d'une couleur différente, et placées aux quatre points cardinaux, y compris pour l'une d'elles verticalement sur le mur de droite, afin d'obtenir des gestes amples. Celui qui passait le test devait taper le plus vite possible sur la souris dont la couleur était identique à celle du signal sur l'écran. Sans le savoir, en plus de se perfectionner peu à peu dans cette épreuve de vitesse, son corps apprenait une sorte de chorégraphie des bras.

Sophie a programmé la tâche sur un vieux logiciel et nous a expédié les souris et le programme de Suisse. Après quelques pannes, un retour de souris en Suisse et des difficultés techniques, nous avons proposé cet apprentissage à tous les patients avec trouble comportemental en sommeil paradoxal qui venaient dormir au laboratoire. Delphine Oudiette, l'étudiante en thèse, demanda quand même à ajouter un groupe de somnambules. En effet, si une tâche motrice était uniquement consolidée en sommeil paradoxal, seuls ceux qui extériorisaient leurs rêves en sommeil paradoxal devraient la rejouer, et non les somnambules qui gesticulaient eux en sommeil lent. Nous avons modifié le protocole et inclus ces patients. Rapidement, nous avons noté que les performances étaient meilleures le lendemain matin que la veille. Nous avons scruté les vidéos nocturnes : les vingt patients avec trouble comportemental en sommeil paradoxal combattaient des lions, attrapaient au vol des grenades prêtes à exploser, se disputaient avec leur voisin ; les vingt somnambules, eux, hurlaient et fuyaient leur lit ; en revanche, aucun n'a rejoué en dormant la chorégraphie des mains apprise plus tôt.

Et puis un jour, par hasard, une somnambule qui avait appris la tâche le lundi soir a dormi deux nuits de suite au laboratoire (un procédé qui permet d'augmenter les chances d'observer des comportements anormaux pendant le sommeil, car il faut souvent que le dormeur s'habitue à sa nouvelle chambre). Et la deuxième nuit, surprise : en sommeil lent profond, alors que son encéphalogramme montrait qu'elle était encore endormie, elle a ouvert les yeux, levé les mains, les a placées l'une retournée sur un mur fictif à droite, l'autre en l'air prête à appuyer, puis elle a commencé à taper lentement sur des souris fictives. L'ensemble du comportement, qui a duré à peine une minute, a été réalisé alors qu'elle était endormie. Certes, elle ne semblait rejouer qu'une partie de la chorégraphie des bras qu'elle avait apprise le lundi, mais la position des bras et des mains était tout à fait reconnaissable. C'était donc la première fois que nous obtenions la preuve visible, en vidéo infrarouge, d'une réexécution pendant le sommeil d'une séquence gestuelle apprise à l'insu du sujet pendant l'éveil.

Lorsque nous avons publié ce résultat, plusieurs journalistes scientifiques, y compris de la revue *Nature*, l'ont cité et ont répandu l'information sur leurs blogs[3]. De nombreux lecteurs ont réagi : « C'est vrai, je le vois tous les jours avec ma fille somnambule, elle refait la nuit des choses qu'elle a apprises le jour même. » Un célèbre psychiatre allemand nous a écrit après avoir lu notre article : « Je dois vous raconter une chose qui m'est arrivée quand j'étais étudiant et encore un peu somnambule. C'était l'été, et je travaillais dans une poste allemande, de 4 heures du matin à 14 heures. Mon travail était très rébarbatif et consistait à empaqueter des piles de journaux. Je préparais ma pile et l'enfonçais dans une lieuse qui nouait un fil de plastique autour. Puis je tournais ma pile de journaux à 90° et l'enfonçais à nouveau dans la lieuse pour qu'elle noue un fil perpendiculaire au précédent. Puis je posais ma pile, liée en croix, et passais à la suivante. Un jour, après mon travail, au lieu de me coucher je suis allé rejoindre des copains car nous avions prévu d'aller à un concert. Finalement, le concert n'a pas eu lieu ; je tombais de sommeil et ai fini par m'endormir dans le canapé d'un de mes amis. J'ai fait alors un rêve désagréable dans lequel j'essayais d'enfoncer ma pile de journaux dans la lieuse mais, même en forçant, elle ne rentrait pas dans la machine. Lorsque je me suis réveillé, une amie était assez

---

3. Oudiette D., Constantinescu I., Leclair-Visonneau L., Vidailhet M., Schwartz S., Arnulf I., « Evidence for the re-enactment of a recently learned behavior during sleepwalking », *Plos One,* 2011, 6, e18056.

en colère contre moi : "Mais qu'as-tu donc fait avec ma veste ?" Endormi, j'avais pris sa veste qui se trouvait dans le salon, j'étais sorti avec et j'avais essayé de l'attacher entre deux branches d'un arbre du jardin en tirant avec force sur les manches. Je l'avais aussi, hélas, abîmée. Je ne me rappelais pas du jardin, mais clairement de la pile de journaux coincée dans la lieuse. » Ce collègue allemand considérait, à l'aune de sa propre expérience, que nos résultats, même obtenus chez une seule somnambule, soutenaient bien la théorie de la réexécution des apprentissages pendant le sommeil. Ce résultat suggérait qu'il valait mieux éviter de regarder des films violents le soir lorsqu'on était somnambule, car on risquait de reproduire certaines actions pendant les crises nocturnes. Ce phénomène (l'influence d'un film d'action sur le contenu de leur somnambulisme) nous a d'ailleurs été rapporté par plusieurs patients : l'un d'eux a rejoué certaines scènes d'*Il faut sauver le soldat Ryan* en rampant dans son lit la nuit suivante. Pire, une maman a amené son fils somnambule de 11 ans dans notre service. Normalement, nous ne soignons que les adultes, mais l'affolement de cette mère était tel que son pédiatre nous a demandé de le recevoir à titre exceptionnel et le plus rapidement possible. La semaine précédente, alors que son fils s'était couché très tard (ses parents étaient sortis) après avoir regardé *Spider-man* avec ses cousins, il avait eu un épisode de somnambulisme. Lorsqu'elle était rentrée à 2 heures du matin, sa mère l'avait retrouvé marchant à quatre pattes sur le toit de la maison en marmonnant. Effarée, elle lui avait parlé très calmement et avait réussi, avec l'aide de son mari, à le ramener peu à peu vers une partie du toit où ils avaient pu l'attraper et le réveiller sans qu'il ne tombe. Son fils, une fois réveillé, avait raconté avoir vécu un long rêve dans lequel il était l'homme-araignée. Depuis, sa mère n'arrivait plus à dormir, surveillant continuellement son fils et sursautant au moindre bruit. Ici, le coucher tardif combiné à un film d'action marquant avait influencé le comportement en somnambulisme.

DES IMPLICATIONS MÉDICO-LÉGALES

Ce résultat, qui confirmait le fait qu'une action faite par soi-même ou vue faire par d'autres la journée précédente puisse être rejouée en partie la nuit par un somnambule, a beaucoup déplu à deux médecins légistes américains, qui craignaient qu'il ne soit utilisé lors de procès comme mode de défense pour des crimes nocturnes. Ils citaient le procès en Arizona d'un somnambule qui une nuit avait poignardé plus de quarante-quatre fois son épouse. Il avait passé la journée qui avait précédé à découper de la viande dans une boucherie. C'était en 1999, et l'expert invité avait alors affirmé fermement que les somnambules ne reproduisaient jamais la nuit des actes effectués le jour...

Comme toujours en science, il faudra bien sûr moins de passion, plus d'autres cas et que notre résultat soit confirmé par d'autres équipes pour que cette idée soit reprise et acceptée par tous, mais ce n'est qu'une question de temps. Le somnambulisme et le trouble comportemental en sommeil paradoxal sont certes des fenêtres d'accès inestimables au contenu du rêve, mais ils ont l'inconvénient d'être des événements moteurs souvent courts, du moins dans les conditions du laboratoire. Une crise de somnambulisme dure 1 minute maximum dans un laboratoire de sommeil, alors que l'ensemble du sommeil lent sur une nuit dure plus de 280 minutes : finalement, nous étions contents d'être parvenus à « capturer » une séquence de réexécution motrice nocturne pendant le sommeil d'une patiente sur quarante, car la probabilité qu'elle se passe pendant la crise de somnambulisme était très mince (1 sur 280, soit 0,3 %).

DES IMPLICATIONS THÉRAPEUTIQUES

Nous avons continué à travailler sur la modification des comportements nocturnes des somnambules selon leur activité de la veille, dans un premier temps dans le but de mieux les soigner. Beaucoup d'entre eux avaient remarqué qu'un événement stressant de la journée avait des répercussions sur la nuit suivante : plus de réveils, de cris et de sorties du lit. Ainsi, il n'est pas rare que les jeunes adultes, guéris depuis quelques années de leur somnambulisme, recommencent à vivre des crises nocturnes lorsqu'ils entament un travail difficile, qu'ils font face à une surcharge de travail ou lorsqu'ils sont victimes de harcèlement professionnel. Beaucoup d'entre eux en viennent d'ailleurs à confondre cause et conséquence, et à penser que le somnambulisme ou les terreurs nocturnes sont les manifestations inconscientes d'un tempérament anxieux, ou qu'ils crient la nuit parce qu'ils ont dû vivre dans l'enfance un événement traumatisant oublié. Nous leur expliquons qu'on se réveille plus souvent lorsqu'on a passé une journée stressante que lorsque la journée a été calme, que l'on soit ou non somnambule. Or il n'est pas bon qu'un somnambule se réveille la nuit, car il ne se réveille pas complètement et se comporte de façon anormale. Enfin, une étude réalisée par des psychiatres de l'Université de Minneapolis ne montre aucune différence de tempérament psychologique (anxieux, déprimé ou autre) entre un groupe de somnambules et un groupe d'individus normaux. Bref, nous leur expliquons qu'ils ne sont pas plus anxieux que les autres.

Dans notre service, nous tentons de mettre à profit cette capacité du cerveau endormi à retraiter une information nouvelle assimilée la veille en la rejouant partiellement : le psychiatre de notre équipe pratique en journée une séance d'hypnose avec nos patients somnambules. Une fois que le patient est détendu, en transe hypnotique, le médecin fait la suggestion suivante : « Si je me réveille cette nuit, je me rendrai compte que je suis en sécurité, dans mon lit, que je sens bien le matelas sous moi et les draps au-dessus, qu'il n'y a pas de danger et que je dois retourner et m'enfoncer dans le sommeil avec plaisir. » La séance est enregistrée et le patient doit l'écouter plusieurs soirs de suite avant de dormir, afin de pratiquer une sorte d'autohypnose.

Le mari d'une patiente somnambule nous a raconté le fait suivant : d'ordinaire, lors de ses crises nocturnes, sa femme se redressait brutalement dans le lit, tenait des propos affolés et confus, se levait et se mettait à fouiller dans l'appartement sans sembler se réveiller complètement. La nuit qui a suivi sa première séance d'hypnose, elle s'est réveillée (partiellement) et redressée ; mais, au lieu de quitter son lit et de s'affoler, elle a prononcé distinctement : « Je suis dans mon lit, dans un lieu sûr, sans danger, et je retourne vers le sommeil. » Puis elle s'est recouchée brutalement et immédiatement rendormie. Le lendemain matin, elle n'avait aucun souvenir de ces événements.

Ce récit nous a confortés dans l'idée que l'on pouvait modifier ces séquences comportementales nocturnes souvent dangereuses. Les taux de succès de la technique de suggestion par hypnose dans le somnambulisme sont de 50 à 70 % et, surtout, sont plus durables que les médicaments. Depuis, nous proposons cette technique thérapeutique à tous nos somnambules.

La réexécution en rêve

Erin Wamsley de l'équipe de Harvard a montré récemment l'intégration d'éléments d'un nouvel apprentissage dans le contenu de rêve des dormeurs[4]. Elle et les membres de son équipe ont fait jouer des étudiants à un jeu vidéo de navigation dans un labyrinthe en trois dimensions comportant un sol dallé comme un échiquier. Puis les étudiants ont fait une sieste, ne comportant que du sommeil lent. Les performances de ceux qui avaient rêvé à la tâche (principalement, ils avaient en rêve vu des bouts d'échiquier, ou entendu la musique du jeu vidéo, ou ils avaient visité en rêve des grottes dont le sol ressemblait au labyrinthe) étaient incroyablement meilleures après la sieste que celles de ceux qui n'en avaient pas rêvé. Avoir pensé à la tâche en éveil n'avait aucune incidence sur la performance.

---

4. Wamsley E. J., Tucker M., Payne J. D., Benavides J. A., Stickgold R., « Dreaming of a learning task is associated with enhanced sleep-dependent memory consolidation », *Curr. Biol.*, 2010, 20, p. 850-855.

UNE AUTRE APPLICATION THÉRAPEUTIQUE

La capacité du cerveau à répéter et à modifier les informations nouvelles dans le rêve qui suit une tâche pour en sortir en quelque sorte meilleur sert de base à une autre technique, canadienne celle-ci : la thérapie cognitive par l'image (ou *image rehearsal therapy*). Elle est couramment utilisée pour traiter les cauchemars récurrents, qui sont assez fréquents. La thérapie cognitive par l'image consiste à écrire (ou à dessiner, pour les enfants) au réveil le cauchemar, puis à relire cette transcription plus tard, confortablement installé, en plein jour, pour minimiser les émotions et les manifestations physiques de peur (accélération du rythme cardiaque, sueur, dilatation de la pupille) associées au récit. Ensuite, on en modifie la fin pour la rendre agréable : celui qui tombe sans arrêt d'une falaise peut inventer une fin où il déploie un parachute ; celui qui voit des morts-vivants peut prendre du recul en imaginant qu'il est le cameraman d'un film dans lequel les zombies sont en réalité des acteurs déguisés et maquillés, etc. Ce nouveau scénario sera relu avant de dormir, plusieurs nuits de suite. De façon étonnante, cette technique fait disparaître l'immense majorité des cauchemars récurrents, en particulier chez l'enfant, en une à deux semaines. On suppose que le cerveau mémorise le nouveau scénario en dormant, et que le *happy end* ne réveille plus le dormeur. En revanche, pour l'instant, la technique n'a pas d'effet sur les cauchemars post-traumatiques, qui surviennent de façon répétée chez les personnes qui ont échappé de peu à un risque mortel ou à un événement très grave, et qui le revivent chaque nuit.

TRANSFORMER LES CAUCHEMARS EN ART

En 2012, nous avons travaillé avec les professeurs et les élèves de première année de l'École nationale supérieure des arts décoratifs, qui voulaient réaliser un travail créatif autour du rêve. Parmi les étudiants à qui nous avons expliqué ce que nous connaissions scientifiquement du rêve, il y avait une jeune fille, Lola, qui écoutait avec un intérêt particulier les explications concernant la technique de thérapie cognitive par l'image. Lola souffrait de terreurs nocturnes récurrentes : elle rêvait qu'un ballon se gonflait dans sa chambre et venait l'étouffer. Suite à notre intervention dans son école, elle a décidé de réaliser un petit film autour de ses cauchemars.

Son court-métrage, d'une grande intensité et intitulé *Fuckballoon*, mêlait les images d'une petite fille en pâte à modeler dormant dans une boîte à chaussures dans laquelle se gonflait peu à peu un ballon rouge sur le point de l'étouffer et des séquences dans lesquelles Lola chevauchait un dragon ou faisait la fête avec des amis. Le ballon se gonflait de plus en plus et, au lieu de l'étouffer, devenait un tremplin qui permettait à la jeune fille de rejoindre son amoureux au sommet d'un château. À l'acmé du film, au lieu de hurler de terreur, la jeune fille, devenue cantatrice, lançait une longue vocalise d'amour à son prince et le ballon se dégonflait comme un vulgaire bout de plastique.

Je croisai Lola sur son vélo en sortant de l'exposition des travaux des élèves, et la félicitai pour son film. À la fin je lui demandai : « Et ton cauchemar de ballon, tu le fais encore ? » Lola, radieuse, m'a répondu : « Non, ça y est, il est parti ! »

CHAPITRE 10

Manger en dormant

Un sandwich au tabac

Mme F., 33 ans, vient en consultation accompagnée de son mari. Depuis trois ans, elle se lève toutes les nuits pour manger. Elle ne garde de ces gloutonneries nocturnes qu'un vague souvenir, un sentiment de trop-plein gastrique le matin au lever et, à force, un léger surpoids. La nuit, elle descend de la mezzanine sur laquelle est placé le lit conjugal – elle est même tombée une fois. Son mari a déjà essayé de la retenir (elle le lui avait demandé la veille) : elle a alors été agressive, s'est opposée à lui en marmonnant des paroles incompréhensibles. Ensuite, elle se rend dans la cuisine, ouvre le réfrigérateur, y prend de tout, mais surtout des aliments sucrés, et mange des yaourts, des crèmes glacées, du chocolat. Régulièrement, elle retrouve au matin des reliefs de ses repas dans son lit – des miettes de biscuit, des traces de chocolat. Une fois, elle a même retrouvé un morceau de sandwich… au tabac, avec des morceaux de cigarettes mâchés à l'intérieur.

Mme F. est très ennuyée par ce comportement. Elle a essayé d'y remédier en mangeant plus le soir – peut-être ce comportement est-il une façon pour son organisme de signifier qu'il est en manque de nourriture ? Mais elle a continué à se lever et à manger de façon compulsive en ne s'en souvenant qu'à demi. Elle a alors décidé de faire un régime le jour pour éviter que ces calories nocturnes ne la fassent trop grossir.

Le trouble alimentaire du sommeil (ou *sleep-related eating disorder*) a été identifié seulement à partir de 1991 par Carlos Schenck, psychiatre du sommeil à Minneapolis[1]. Auparavant, toutes les personnes qui mangeaient la nuit recevaient le diagnostic de boulimie nocturne (ou *night eating disorder*), quelle que soit l'heure ou le comportement associé à ces repas nocturnes. Ce diagnostic était considéré comme du registre de la psychiatrie. Il a fallu rapporter peu à peu des cas cliniques bien différents les uns des autres pour isoler les caractéristiques du trouble alimentaire du sommeil.

Mangeons-nous souvent la nuit ?

Distinguer ce qui est anormal de ce qui est normal en matière d'alimentation nocturne n'est pas aussi simple qu'il y paraît. Le nombre de repas, leur composition et leurs horaires varient d'une culture à l'autre, voire d'une famille à l'autre. Pourtant, la majorité des cultures jeûne

---

1. Schenck C. H., Hurwitz T. D., Bundlie S. R., Mahowald M. W., « Sleep-related eating disorders : Polysomnographic correlates of a heterogeneous syndrome distinct from daytime eating disorders », *Sleep*, 1991, 14, p. 419-431.

entre le dîner et le premier repas du matin. Si, par exemple, une famille a l'habitude de dîner à 20 heures et de petit-déjeuner à 7 heures, ses membres ne vont pas manger pendant onze heures d'affilée. Cette période inclut généralement le sommeil nocturne, qui débute généralement une à quatre heures après le dernier repas. Même si le corps consomme moins d'énergie en dormant, il faut tout de même un jeu complexe de sécrétions hormonales puisant dans les réserves de graisse et de sucres de l'organisme pour réduire l'appétit la nuit, tout en maintenant suffisamment de glucose à disposition du cerveau et des muscles pendant cette longue période sans manger. Le cerveau réduit sa consommation de sucre en sommeil lent, mais peu en sommeil paradoxal. Les glandes mettent à disposition plus d'insuline et plus d'hormone de croissance la nuit (c'est pour cette raison que, traditionnellement, on dit aux enfants qu'il faut bien dormir pour grandir!). En l'absence d'apport externe de sucre, ces deux hormones maintiennent ainsi un taux de glucose stable dans le sang en puisant dans nos réserves. La leptine, une hormone qui coupe l'appétit, est sécrétée par la graisse en début de nuit. Ainsi, tout semble en place pour maintenir la balance entre appétit et satiété en faveur de la satiété la nuit. En revanche, la privation de sommeil (de plus en plus marquée dans notre société hyperconnectée où lumières, téléphones, ordinateurs et tablettes peuvent être utilisés non-stop) engendre rapidement des fringales nocturnes et une prise de poids.

Toutefois, il n'est pas rare que des personnes sans trouble du comportement alimentaire fassent un tour dans la cuisine pendant la nuit. C'est même un rituel pour certains de ceux qui ont du mal à dormir : ainsi, plus de la moitié des patients qui souffrent du syndrome des jambes sans repos (un besoin impérieux de bouger les jambes et de marcher qui ne survient que le soir ou la nuit) vont manger dans la cuisine la nuit, alors que ce phénomène est bien plus rare (12 %) chez les personnes qui souffrent d'insomnies classiques.

LA BOULIMIE NOCTURNE

On parle de boulimie nocturne quand plus de la moitié des apports caloriques journaliers est consommée après le repas du soir. Les différents groupes de travail ont cependant eu du mal à s'accorder sur une heure précise, le dîner étant pris bien plus tôt, souvent vers 17-18 heures, dans les pays anglo-saxons que dans les pays plus latins (sans parler des dîners très tardifs des Espagnols). Comme les Anglo-Saxons ne se couchent pas très tôt pour autant, cela leur laisse une longue période entre le dîner et le coucher, pendant laquelle il est courant de prendre une collation (l'*after-eight* avec thé et sucreries des Anglais, par exemple) en soirée. Une fois qu'on a tenu compte des variations culturelles, on identifie des patients (et surtout des patientes) qui mangent principalement après la tombée de la nuit. Cela peut s'intégrer dans un comportement de restriction alimentaire toute la journée, suivie de faim et de compulsion majeure le soir avant de dormir, ou dans d'autres mécanismes de prises alimentaires destinées à calmer des angoisses qui apparaissent principalement le soir. Si l'on s'en tient à cette définition, un peu plus de 1 % de la population, majoritairement des femmes, ont un comportement compulsif alimentaire en début de nuit, avant de dormir. Cette maladie est désespérément chronique et très souvent associée à d'autres troubles psychologiques.

Si ces personnes décrivent un besoin compulsif de manger contre lequel elles n'arrivent pas à lutter, elles rapportent cependant être parfaitement conscientes et éveillées au moment où elles se jettent sur la nourriture. Ce n'est pas le cas dans le trouble alimentaire du sommeil.

LE TROUBLE ALIMENTAIRE DU SOMMEIL

Comme dans le cas de Mme F., le trouble alimentaire du sommeil ne survient pas avant de dormir, mais au milieu de la nuit, une fois que la personne a déjà dormi (que ce soit après trente minutes ou quatre heures de sommeil). La deuxième caractéristique qui distingue ce trouble d'autres comportements alimentaires nocturnes est la conscience altérée du mangeur. En témoignent de nombreux éléments anormaux rapportés soit par le dormeur, soit par ses proches[2]. Ainsi, une nuit, Mme D. a tartiné un CD de fromage râpé et l'a placé au micro-ondes : ce sont les étincelles et les craquements de l'appareil qui ont fini par la réveiller totalement. Une autre fois, cette même Mme D. a croqué dans un steak congelé et s'est cassé deux dents. Un autre de nos patients a recouvert une pomme de terre d'une sauce composée pour moitié de mayonnaise et pour moitié de Coca-Cola. Un autre a mangé de la pâtée pour chat, une autre encore

---

2. Brion A., Flamand M., Oudiette D., Voillery D., Golmard J. L., Arnulf I., « Sleep-related eating disorder versus sleepwalking : A controlled study », *Sleep Med.*, 2012, 13, p. 1094-1101.

de la viande avariée et cinq boîtes de poulpe cru. Un jeune homme est réveillé toutes les nuits à minuit par le « cling » du micro-ondes, et trouve sa mère attablée dans la cuisine, occupée à manger du pain et du beurre. Son regard est vague et elle tient des propos étranges, « comme si elle était saoule », nous dit-il. Une de nos patientes a bu de l'adoucissant pour le linge. Certains mangent sans s'en souvenir la nuit et découvrent des miettes dans leur lit ou des reliefs de repas dans la cuisine. Ces éléments peuvent survenir après avoir pris un somnifère (c'est lui qui cause le trouble) ou sans avoir rien pris (trouble primaire). Tous ces éléments indiquent un trouble du jugement typique d'une conscience altérée. Toutefois, les patients interrogés conservent souvent un vague souvenir de leurs repas nocturnes : ils sont donc un peu moins « inconscients » que les somnambules classiques. En revanche, ils ne se souviennent pas de rêve dans lequel ils mangent.

Les patients sont très ennuyés de leurs compulsions alimentaires nocturnes. Ils en sont souvent honteux et sont angoissés à l'idée que cela se reproduise. Ceux qui nous consultent vivent ces phénomènes toutes les nuits ou presque, et parfois même plusieurs fois par nuit. En outre, certains se mettent en danger : en plus de manger des aliments non comestibles, ils montent sur des escabeaux branlants la nuit, allument le gaz ou le four dans cet état second, mettent une boîte de conserve directement sur le feu, se brûlent en absorbant un liquide brûlant ou aggravent leur diabète.

Ils ont essayé diverses stratégies : mettre un cadenas sur le réfrigérateur, coller un immense panneau « sens interdit » dessus, ne plus acheter de sucreries, manger plus le soir (ou finalement compenser la prise de poids par plus de sport ou moins de nourriture le jour). Sans aucun succès.

MIEUX COMPRENDRE LE PROFIL PSYCHOLOGIQUE ET DU SOMMEIL DE CES PATIENTS

Selon les enquêtes épidémiologiques, 4,5 % de la population générale ont déjà mangé une fois en dormant. Pourtant, seules quatre équipes hospitalières ont rapporté avoir suivi des cas de trouble alimentaire du sommeil. Leur récit comportait peu de patients (de 15 à 38). Cette discordance entre le grand nombre de cas rapportés par les enquêtes épidémiologiques et le peu de cas rapportés par les médecins suggère que ces derniers n'ont affaire qu'aux formes les plus sévères de comportement nocturne alimentaire anormal.

Nous nous sommes demandé si ce trouble n'était pas une forme de somnambulisme alimentaire et avons décidé de comparer les patients présentant ce trouble à des somnambules (deuxième groupe) et à des personnes avec un sommeil et un comportement alimentaire diurne normal (troisième groupe)[3]. En plus des questionnaires internationaux sur le comportement alimentaire, nous avons élaboré un questionnaire « typiquement français » sur l'alimentation, considérant que nous sommes dans un pays où la bonne table fait partie des valeurs transmises. Ainsi, nous avons demandé aux participants s'ils avaient reçu une éducation alimentaire stricte, si on les

---

3. *Ibid.*

avait menacés d'être privés de desserts, s'ils mangeaient assis, pour le plaisir, etc.

UN TROUBLE DU COMPORTEMENT ALIMENTAIRE AUSSI EN JOURNÉE ?

Comparés aux somnambules et aux personnes normales, les patients avec trouble alimentaire du sommeil étaient en moyenne un peu plus gros (avec plus de variations de poids), présentaient un peu plus d'antécédents de trouble du comportement alimentaire (boulimie, anorexie, hypophagie, régimes fréquents). Quand ils étaient enfants, la nourriture était plus souvent un sujet de dissension avec les parents : par exemple, on leur reprochait de manger trop lentement ou de grignoter entre les repas. À l'âge adulte, ils avaient tendance à manger plus vite, un seul plat plutôt que plusieurs, plus par nécessité que pour le plaisir, et moins souvent assis.

… OU UN SOMNAMBULISME ALIMENTAIRE ?

Nous avons aussi cherché à savoir si ces patients présentant un trouble alimentaire du sommeil ne souffraient pas d'une forme de somnambulisme. Et en effet, un peu plus de la moitié d'entre eux avaient été somnambules au cours de leur enfance ou de leur adolescence, et continuaient de temps en temps à déambuler la nuit sans en avoir aucun souvenir au réveil. Pour rechercher s'ils présentaient plus de réveils en sommeil lent profond typiques du somnambulisme, nous les avons observés la nuit au laboratoire de sommeil. Nous avons observé des éveils brutaux lors des différentes phases de sommeil (surtout en sommeil lent profond cependant, comme les somnambules), suivis d'une prise de nourriture moins d'une minute après chez des personnes qui semblaient apparemment éveillées. Il suffit de voir l'une d'elles répondre à l'infirmière qui intervient : « Mais je dois préparer à manger pour ma petite fille ! » à 2 heures du matin pour comprendre que sa conscience est transitoirement obscurcie, et qu'il ne s'agit donc pas d'un réveil complet du cerveau.

Nous avons alors interrogé en parallèle les patients qui consultaient pour somnambulisme : parmi 73 adultes somnambules, 23 % avaient déjà mangé la nuit sans en conserver aucun souvenir. Il y avait parmi eux un jeune lycéen qui se levait à 1 heure du matin et s'habillait. Sa mère le trouvait dans la cuisine, attablé devant des céréales et un chocolat chaud, confus, n'ayant aucune idée de ce qu'il faisait là à cette heure-ci de la nuit. Un autre de nos patients somnambules a mordu la cuisse de sa femme dans son sommeil. Quand celle-ci lui a intimé l'ordre de la lâcher, il a répondu : « C'est bon, je finirai demain. » Heureusement, en général, ce type de comportements est rare chez les somnambules et, contrairement aux patients souffrant de trouble alimentaire du sommeil, ne survient pas toutes les nuits.

Il semble que le trouble alimentaire du sommeil soit une forme hyperspécialisée de somnambulisme : elle survient chez des personnes qui combinent à la fois un passé de troubles du comportement alimentaire diurne (60 % des cas), des troubles anxieux ou dépressifs, et un passé de somnambule, avec des réveils confus la nuit. Il existe certes des traitements médicamenteux et comportementaux pour aider ces patients, mais cette pathologie reste encore mal connue et difficile à traiter.

CHAPITRE 11

Sexualité, rêve et sommeil

La sexualité fait partie des fonctions fondamentales de l'homme : du bon fonctionnement de la reproduction dépend la perpétuation de l'espèce. Cette fonction transparaît-elle dans le sommeil et dans le contenu des rêves ? Plusieurs études scientifiques et médicales contribuent à mieux explorer ce domaine.

Érection endormie et réveil triomphal

L'érection du pénis n'a d'utilité *a priori* qu'en éveil. Pourtant, les érections nocturnes sont fréquentes et normales, dès l'enfance et jusqu'à un âge avancé. On a montré, dans les années 1960, qu'elles se produisaient principalement pendant les épisodes de sommeil paradoxal, c'est-à-dire environ quatre à cinq fois par nuit, chacune durant 25 minutes en moyenne. Les phases de sommeil paradoxal et les érections qui les accompagnent

sont plus longues en fin de nuit[1], jusqu'à précéder le
« réveil triomphal » (*morning glory*). Lorsque j'expliquais
ce phénomène à une classe de lycéens dans le cadre d'un
enseignement sur le sommeil, l'un d'eux s'écria : « Oh,
madame la doctoresse, c'est pas plutôt parce qu'on a
envie de pisser ? » Non, c'est automatique, qu'on ait ou
non envie d'uriner...

Les médecins urologues utilisent même l'érection du
sommeil paradoxal pour mieux investiguer les causes des
dysfonctionnements érectiles. Ainsi, l'érection nocturne
est évaluée par un interrogatoire et parfois mesurée par
des capteurs placés autour du pénis, mais surtout, de
façon plus pragmatique, à la maison par le test dit du
timbre-poste : on colle un ruban de timbres-poste autour
du pénis au coucher ; si au réveil le ruban est déchiré,
alors c'est qu'il y a probablement eu une érection. Si
l'érection a bien eu lieu en dormant, c'est que le système
qui engendre l'érection à partir de la moelle épinière et
une bonne partie des commandes situées dans le cerveau
est fonctionnel : il faut donc chercher plutôt l'origine des
problèmes d'érection du côté psychologique.

Toutefois, on sait depuis peu que les voies de commande de l'érection bifurquent en éveil et en sommeil au
niveau de l'hypothalamus : ainsi, un mauvais fonctionnement pourrait dans de rares cas atteindre sélectivement
l'érection à l'éveil et laisser intacte l'érection au cours
du sommeil paradoxal, sans que cela soit causé par la
moindre blessure de l'âme.

---

1. Chez les femmes, il existe aussi une érection du clitoris en sommeil
paradoxal et des contractions utérines spontanées, bien plus nombreuses
qu'en sommeil lent et en éveil.

Pourquoi cette mise en route automatique du système reproducteur pendant le sommeil ? S'agit-il d'une sorte d'entraînement quotidien des organes sexuels, destiné à assurer leur bon fonctionnement pendant l'éveil ? En effet, sans reproduction efficace, l'espèce humaine disparaîtrait ! L'érection correspond à l'afflux de sang dans des corps spongieux, des sortes d'éponges autour du pénis. Or un autre organe comporte aussi des corps spongieux, c'est le nez. Il y a aussi, en sommeil paradoxal, une érection de la muqueuse nasale, d'où un risque plus élevé de ronflement en sommeil paradoxal qu'en sommeil lent. De même, les produits utilisés pour contrer l'érection déficiente, tels que le Viagra, provoquent un afflux de sang au niveau du pénis, mais aussi de la muqueuse nasale, afflux qui persiste pendant le sommeil et provoque des ronflements sonores et parfois même des apnées dans la nuit qui suit leur utilisation. À bon entendeur...

Une érection au réveil indique que le dormeur sort juste d'une période de sommeil paradoxal : cet indice précieux peut donc être utilisé pour distinguer les souvenirs de rêve du sommeil paradoxal de ceux du sommeil lent, sans qu'il soit besoin de procéder à un enregistrement de sommeil.

Érection nocturne et rêves érotiques

La majorité des rêves se produisant en sommeil paradoxal, la question du lien entre érection et contenu érotique des rêves se pose. Pour Freud, la relation est évidente, puisque le rêve serait l'expression d'un désir sexuel refoulé. L'érection est alors symbolisée par des rêves de vol dans les airs censés représenter le défi du pénis en érection à l'apesanteur. Nous avons vu plus tôt que le vol en rêve était rare à l'aune de l'ensemble des rêves. De plus, contrairement à ce que pensait Freud, de nombreuses études ne montrent aucune association entre érection en sommeil et rêves érotiques.

Tout d'abord, les rêves érotiques ne représentent qu'une faible proportion des rêves de la population générale, alors que l'érection est systématiquement présente en sommeil paradoxal chez l'homme. Parmi les 22 000 rêves de la DreamBank, les rêves de relation sexuelle, de baisers et de câlins ne représentent en effet que 4 % des rêves des hommes et 0,5 % des rêves des femmes[2]. On peut évidemment objecter que les personnes interrogées ne rapportent pas toute la vérité, même lors de questionnaires anonymes, sur leur activité érotique ou sexuelle en rêve : certains investigateurs demandent d'indiquer par un X dans le récit de rêve les contenus leur semblant trop intimes pour être rapportés.

Après avoir visionné des centaines de comportements nocturnes chez des sujets en sommeil paradoxal, et qui extériorisaient le contenu de leur rêve par trouble comportemental en sommeil paradoxal, nous n'avons observé que très peu de comportements d'allure sexuelle : un homme parkinsonien esquissait quelques mouvements de bassin d'aspect pseudo-coïtal, un autre mimait peut-être une masturbation (difficile, la nuit, en caméra infra-

---

2. Domhoff G. W., Schneider A., « Studying dream content using the archive and search engine on DreamBank.net », *Consciousness and Cognition*, 2008, 17, p. 1238-1247.

rouge, à différencier d'un simple grattage). Quasiment rien de sexuel dans ces comportements (moins de 0,5 %), en particulier si on les compare aux très nombreux comportements de bagarre, dispute, manipulation d'objets invisibles ou paroles qui caractérisent les troubles comportementaux en sommeil paradoxal.

Pour savoir si ces manifestations nocturnes dépendaient de la vie sexuelle diurne, les chercheurs ont demandé à des volontaires de modifier leur activité sexuelle diurne, puis ont mesuré les érections et éjaculations involontaires nocturnes. À l'aune des résultats de deux études, visionner des films pornographiques avant de dormir n'augmente ni les érections ni les éjaculations nocturnes, mais engendre une franche diminution du souvenir de rêves, qu'on ne peut aisément expliquer[3]. À l'inverse, lorsqu'on demande à de jeunes hommes de s'abstenir de toute activité sexuelle pendant dix jours, on ne note aucun débordement ni augmentation des éjaculations involontaires nocturnes. Pas non plus de changement dans la fréquence et la durée de ces érections la nuit une fois que les jeunes hommes ont repris leur activité sexuelle habituelle. En outre, nous avons montré récemment que lorsque des personnes extériorisaient leurs rêves lors de troubles comportementaux en sommeil paradoxal, le pénis pouvait être en érection alors que le comportement de l'homme traduisait visiblement un scénario violent[4]. Cette observation suggère une franche

---

3. Karacan I., Williams R., Salis P., « The effect of sexual intercourse on sleep patterns and nocturnal penile erections », *Psychophysiology*, 1970, 7, p. 338-339.
4. Oudiette D., Leclair-Visonneau L., Arnulf I., « Snoring, penile erection and loss of reflexive consciousness during REM sleep behavior disorder », *Sleep Med.*, 2010, 11, p. 953-955.

dissociation entre le contenu mental et l'érection en sommeil paradoxal. Enfin, une étude portant sur les rêves érotiques des personnes devenues paraplégiques suite à une blessure médullaire (qui interrompt la connexion entre le cerveau et les nerfs érectiles du pénis) montre le phénomène suivant : les érections persistent en journée comme la nuit, de façon automatique, en particulier dès qu'on touche le pénis ou la région qui l'entoure. Par contre, les fantasmes sexuels en éveil et les rêves sexuels pendant le sommeil ne s'accompagnent d'aucune érection. Il semble donc que ces érections nocturnes cycliques soient organisées par un système automatique qui n'est que peu ou pas influencé par le contenu du rêve des sujets et leur vie érotique diurne.

Comportements sexuels endormis

Depuis une dizaine d'années, on décrit des phénomènes nocturnes appelés « sexsomnies » : il s'agit de comportements nocturnes de nature sexuelle, dont les patients n'ont aucun souvenir au réveil et dont ils parlent peu car ils en ont souvent très honte[5].

Nous avons reçu un jeune homme de 25 ans, qui souffrait de fréquents épisodes de somnambulisme. Quand il était en déplacement, il se réveillait souvent la nuit, perdu dans la salle de bains de sa chambre d'hôtel. Un matin, il avait retrouvé sa valise sens dessus dessous sans aucun souvenir d'y avoir touché. Sa compagne nous a rapporté des épisodes nocturnes où il montait sur elle (alors qu'elle

---

5. Schenck C. H., Arnulf I., Mahowald M. W., « Sleep and sex : What can go wrong ? A review of the literature on sleep related disorders and abnormal sexual behaviors and experiences », *Sleep*, 2007, 30, p. 683-702.

dormait profondément) et la pénétrait. Il utilisait dans ces cas-là un langage très vulgaire, alors qu'il était plutôt fleur bleue le reste du temps. Là encore, il n'en avait aucun souvenir.

Il présentait cette sexsomnie environ une fois par mois. Il avait spontanément essayé de noter si sa survenue correspondait à des périodes de manque sexuel, mais ce n'était pas le cas : la sexsomnie pouvait apparaître la nuit qui suivait des rapports sexuels conscients et parfaitement satisfaisants. Plusieurs femmes nous ont rapporté savoir que leur mari dormait dans ces moments-là, car celui-ci ronflait tout en les entreprenant.

Les comportements sexuels observés lors de la sexsomnie sont variés et incluent la masturbation, les vocalisations sexuelles, les caresses ou frottements, les rapports sexuels avec ou sans orgasme, et les agressions sexuelles (viols). Les patients atteints de sexsomnie n'ont généralement aucun souvenir de leurs épisodes nocturnes, ou alors des bribes peu claires. Parfois, les témoins de ces épisodes précisent que le patient n'a pas la même attitude sexuelle lors des épisodes nocturnes que d'ordinaire, parlant plus crûment et étant plus agressif qu'en temps normal. À l'inverse, des patients peuvent adopter un comportement sexuel nocturne qui satisfait plus le partenaire que le comportement d'éveil. Lorsqu'on demande à un somnambule adulte sévère si son conjoint lui a déjà rapporté un comportement sexuel endormi et inconscient, 15 % répondent par l'affirmative[6]. Tous se caractérisent

---

6. Arnulf I., Zhang B., Uguccioni G., Flamand M., Noël de Font-Réaux A., Leu-Semenescu S., Brion A., « A scale for assessing the severity of arousal disorders », *Sleep*, 2014, 37, p. 127-136.

par une activité sexuelle éveillée parfaitement normale et l'absence de problème psychologique majeur, même si de se savoir sexsomniaque les rend raisonnablement anxieux.

La sexsomnie fait souvent sourire les journalistes qui nous interrogent, parfois à la recherche d'une accroche croustillante. C'est pourtant un trouble du comportement nocturne à prendre très au sérieux parce qu'il peut avoir de graves conséquences : un gros tiers des cas de sexsomnie rapportés dans la littérature ont eu des conséquences médico-légales (plaintes pour viol), la plupart impliquant des mineurs, souvent des proches (enfants ou beaux-enfants) du dormeur. Inversement, depuis que la pathologie commence à être exposée dans les médias, souvent à l'occasion de procès retentissants, d'authentiques pervers utilisent cette défense pour justifier les viols qu'ils commettent la nuit. Les patients consultent cependant de leur propre chef. Une de nos patientes, une dame de 60 ans parfaitement équilibrée et heureuse en ménage, a ainsi été réveillée par son mari alors qu'elle se masturbait, accompagnant ses mouvements de vocalisation de nature sexuelle. Bien qu'elle lui ait expliqué n'avoir aucun souvenir de cette activité involontaire, ces épisodes ont été à l'origine de nombreuses disputes du couple. Le mari la réveillant à chaque fois en disant : « Tu l'as encore fait, c'est dégoûtant. » Très choquée lors d'un de ces épisodes, elle était sortie de son lit et avait rédigé une lettre d'adieu, avant de partir avec l'intention de se jeter, poussée par la honte, dans la rivière. Le froid et la neige d'hiver heureusement lui firent changer d'avis et rentrer, mais cette patiente illustre bien la honte qui envahit les patients atteints de ce trouble. Un couple dont le mari « récidivait » sur un mode violent tous les quatre mois nous fit part de leur désir d'acheter un Taser, car les griffures et cris de sa femme ne parvenaient pas à faire lâcher prise au mari engagé dans ce comportement sexuel involontaire.

On conseille au patient atteint de sexsomnie de prendre quelques mesures simples : ne dormir qu'avec son conjoint ou, sinon, s'emmitoufler dans un sac de couchage fermé jusqu'au cou, éviter une prise d'alcool importante proche de l'heure du coucher ainsi que les fortes privations de sommeil susceptibles de favoriser la survenue des épisodes ; il faut faire de courtes siestes pour réduire la pression de sommeil lent profond. En particulier, on recommande impérativement d'éviter de dormir avec un mineur, pour éviter tout risque de drame – ces patients sont jeunes et ont souvent des enfants encore petits, qui pourraient venir se glisser dans le lit. Occasionnellement, si le patient doit dormir en collectivité, il pourra prendre au coucher un médicament qui réduit le risque de survenue de ce phénomène.

La sexsomnie est un comportement encore peu connu, dont les mécanismes restent mystérieux. Une bonne partie des phénomènes sont très proches du somnambulisme et surviennent probablement lors de réveils partiels en sommeil profond ; une autre partie paraît survenir en sommeil paradoxal. Enfin, tout ce qui peut rendre une personne confuse lorsqu'elle se réveille (apnées du sommeil, sédatifs, alcool, cannabis) est à proscrire. Certains auteurs suggèrent que la sexsomnie pourrait correspondre à la mise en jeu nocturne de générateurs primitifs, automatiques, de comportements sexuels (qui seraient présents chez chacun d'entre nous), activés par le contact dans cet état intermédiaire entre veille et sommeil, dans lequel existe souvent une désinhibition (le contrôleur cérébral « évolué » de nos actions étant encore sous l'emprise du sommeil).

CHAPITRE 12

Les hallucinations :
des morceaux de rêve ?

Schopenhauer a écrit : « La folie est un long rêve, le rêve une courte folie. » Dans le domaine des maladies psychiatriques, les hallucinations constituent un symptôme de psychose grave. Elles sont, dans la grande majorité des cas, acoustico-verbales, c'est-à-dire que le sujet psychotique entend des voix qui lui parlent, souvent méchamment et en donnant des ordres. Dès que le sommeil paradoxal et son lien étroit avec le rêve ont été découverts, des psychiatres (par exemple Christian Gillin aux États-Unis) ont enregistré le sommeil des patients psychotiques souffrant d'hallucinations acoustico-verbales, afin de savoir s'il s'agissait de sons rêvés : ce n'était pas le cas et les recherches sur les liens entre rêves et psychose se sont interrompues en 1975[1].

Par contre, il existe des maladies neurologiques qui se caractérisent par des hallucinations, plutôt – mais pas

---

1. Gillin J. C., Wyatt R. J., « Schizophrenia : Perchance a dream ? », *Int. Rev. Neurobiol.*, 1975, 17, p. 297-342.

exclusivement – visuelles, qui correspondent à des rêves éveillés. Celui qui ressent ces hallucinations est éveillé et conscient ; il peut donc les mémoriser et les raconter en détail, beaucoup mieux qu'il ne ferait d'un rêve. Elles constituent donc un moyen de décrire mieux la machinerie des rêves. De plus, elles permettent de dire que quelqu'un n'est pas fou, mais qu'il fait des rêves éveillés. Ces hallucinations surviennent dans la narcolepsie, mais aussi dans la maladie de Parkinson et dans le syndrome de Guillain-Barré.

La narcolepsie

C'est une maladie neurologique heureusement rare, puisqu'elle n'affecte que 0,02 % de la population. Elle est causée par la perte brutale, probablement par un mécanisme auto-immun (après une infection, un vaccin ou un traumatisme), de cellules nerveuses situées dans l'hypothalamus et fabriquant de l'hypocrétine ou orexine, un neurotransmetteur cérébral qui augmente l'éveil. Les personnes atteintes, souvent jeunes, s'endorment involontairement dans les situations passives (en lisant, lorsqu'ils sont passagers d'une voiture, lors de réunions), mais aussi actives (par exemple pendant une conversation ou au volant d'une voiture). Ces « attaques de sommeil » les surprennent plusieurs fois par jour, où qu'ils soient : ils ont le sentiment de devoir lutter continuellement contre l'endormissement. S'y ajoutent des symptômes tels que la cataplexie (une perte brutale du tonus musculaire qui se manifeste par les genoux qui se dérobent au point de tomber, ou par la mâchoire qui tombe lorsqu'on raconte une bonne blague), des paralysies du sommeil (l'impression horrible d'être paralysé en s'endormant ou en se réveillant, avec le corps comme pris dans un sarcophage), des hallucinations, un trouble comportemental en sommeil paradoxal, souvent un mauvais sommeil nocturne et parfois une prise de poids brutale au début des troubles.

C'est une maladie invalidante : dans les cas sévères, les personnes luttent continuellement, jour après jour, pour se maintenir éveillées, ce qui reste difficile malgré l'utilisation de médicaments qui stimulent l'éveil.

UNE MALADIE DU RÊVE

Surtout, la narcolepsie est une maladie du sommeil paradoxal, celui-ci surgissant chez les patients dès l'endormissement au lieu de n'apparaître qu'après 90 minutes de sommeil lent chez l'individu normal. C'est cette pression du sommeil paradoxal qui rend impossible la lutte contre le sommeil, mais qui produit aussi les symptômes d'un sommeil paradoxal mal réglé. Ainsi, la cataplexie et les paralysies du sommeil correspondent à la survenue en plein éveil de l'atonie musculaire propre au sommeil paradoxal : les muscles s'endorment (mais pas la tête), occasionnant l'effondrement de la personne au sol, comme une poupée de chiffon. Les hallucinations semblent correspondre à des bribes de rêves qui apparaissent soit en plein éveil, soit surtout dans la période où l'on s'endort (on les qualifie alors d'hypnagogiques, c'est-à-dire qui amènent le sommeil) ou celle où on se réveille (on les dit hypnopompiques, c'est-à-dire qui font sortir du sommeil). Chacun d'entre nous a pu faire l'expérience de ces phénomènes de demi-sommeil, dans lequel on croit percevoir un intrus dans la pièce, une sonnerie de téléphone ou un bruit de pas. Ce phénomène est rare et intermittent chez les personnes ne souffrant d'aucune pathologie du sommeil, mais peut être fréquent et très marqué chez les patients narcoleptiques. Dans leur cas précis, les hallucinations surviennent lors du passage direct de la veille au sommeil paradoxal, ou du sommeil paradoxal à la veille. S'y ajoutent des sensations particulières lors des rêves : ceux-ci deviennent marquants, presque réels, au point qu'il est parfois difficile pour le patient de faire la distinction entre un phénomène qui a réellement eu lieu et un autre qui n'a eu lieu qu'en rêve. Ce brouillage des frontières entre rêve et réalité peut être à l'origine de quiproquos dans les couples, le patient étant certain de se souvenir d'une conversation qui n'a jamais eu lieu par exemple.

Les rêves plaisants et marquants sont rares mais magnifiques, donnant au patient l'impression de planer dans un monde d'universelle harmonie. Les cauchemars, eux, sont fréquents et épuisants : une de nos patientes rêvait qu'on tuait et ensevelissait ses enfants dans de la boue. Elle poursuivait les meurtriers et les exécutait un à un. Une fois, elle avait été contrainte, en rêve, d'assassiner sa famille dans une vieille baignoire, au fond du jardin, en les frappant à l'aide d'un chausson de danse. Les meurtres avaient été horribles, longs et fastidieux. Elle s'était réveillée horrifiée et épuisée.

Enfin, une bonne partie des narcoleptiques font des rêves lucides, c'est-à-dire des rêves dans lesquels ils sont conscients qu'ils rêvent : d'acteurs inconscients, ils deviennent spectateurs, et parfois critiques, voire scénaristes de leur rêve. Certains se servent de cette capacité pour faire « disparaître » leurs cauchemars récurrents. Ainsi, une de nos patientes s'est construit une sorte de *panic room* intérieure, une chambre forte mentale dans laquelle elle court s'enfermer quand elle est poursuivie dans ses rêves par des méchants.

LES HALLUCINATIONS DES NARCOLEPTIQUES

Les patients narcoleptiques ressentent, à l'endormissement ou au réveil, des hallucinations dans toutes les modalités sensorielles : visuelles, auditives, sensitives, motrices. Sur une centaine de patients que nous avons interrogés, 45 % ont rapporté ces phénomènes[2]. Plus ils avaient de paralysie du sommeil, de cataplexie ou de trouble comportemental en sommeil paradoxal, plus leurs hallucinations étaient fréquentes. Dans la forme la moins marquée d'hallucinose narcoleptique, certains peuvent avoir des hallucinations non formées, de présence ou de passage : ils ont le sentiment qu'il y a une personne dans la chambre, sans pour autant la voir ou l'entendre se déplacer ; cette personne peut être perçue comme démoniaque ou intruse ; ils peuvent également éprouver le sentiment que quelque chose passe à la périphérie de leur regard, sans le voir pour autant (hallucinations de passage). Tous font l'expérience d'hallucinations visuelles formées. Ils voient souvent des personnes se

---

2. Leu-Semenescu S., De Cock V. C., Le Masson V. D., Debs R., Lavault S., Roze E., Vidailhet M., Arnulf I., « Hallucinations in narcolepsy with and without cataplexy : Contrasts with Parkinson's disease », *Sleep Med.*, 2011, 12, p. 497-504.

tenant dans l'entrée de la chambre ou face au lit, mouvantes ou non, mais aussi des fragments de corps : une tête sans corps se promenant seule, une tête décapitée sanglante, des gueules cassées façon Picasso, des corps transparents. Ces images de corps tordus, de vampires et de sorcières sont infiniment plus fréquentes que l'image, certes agréable mais rare, d'un ange gardien. La présence d'animaux est également fréquente, allant du chat qui se pose sur les jambes au pigeon sur la gorge, des araignées couvrant le plafond aux dinosaures piétinant le corps. L'association à une paralysie du sommeil rend encore plus désagréable cette expérience, lorsque le patient narcoleptique, incapable de bouger, voit par exemple son plafond se couvrir d'araignées qui lui tombent dessus une à une.

Les images s'apparentent à des hologrammes projetés dans la pièce où ils dorment. Dans la moitié des cas, elles peuvent survenir en plein éveil, alors que le patient narcoleptique est par exemple en train de conduire : il freine brusquement car il vient de voir un petit garçon traverser la route, et s'aperçoit quelques secondes après qu'il n'y avait personne. Certains peuvent trouver ces hallucinations plaisantes, voyant les spaghettis se dresser et danser dans une assiette imaginaire, ou leur grand-mère voler à travers la chambre.

Deux tiers des patients ressentent des perceptions anormales dans leur corps en même temps que ces images. Certains ont le sentiment de flotter au-dessus de leur lit, se sentent aspirés dans le matelas ou sentent l'oreiller disparaître et leur tête heurter un pavé imaginaire. Ceux qui lévitent au-dessus de leur lit ont parfois en plus le sentiment de sortir de leur corps, de flotter au-dessus de celui-ci et le voient comme un double d'eux-mêmes (c'est ce qu'on appelle l'héautoscopie). L'impression de sortie de corps peut être brutale et associée à un demi-rêve, les patients se sentant projetés comme des électrons dans la galaxie.

Certains ont des hallucinations tactiles et perçoivent un souffle sur eux (parfois associé à un sentiment de présence), des gouttes d'eau qui perlent sur leur corps, des sensations de brûlures, d'étranglement. Certaines personnes ont l'impression qu'on les viole (sans pouvoir bouger, toujours à cause de la paralysie du sommeil fréquemment associée).

Les hallucinations auditives constituent souvent la bande-son d'images ou de perceptions tactiles : claquements de porte, pas dans les escaliers, bris de vaisselle, sonneries de téléphone, cloches, détonations, appels de leur prénom, parfois bribes de conversation. Un patient rapporte avoir vu une petite fille qui pleurait s'approcher de son lit ; il a alors tendu son bras vers elle pour la rassurer et se souvient de la sensation de douceur procurée par le tee-shirt en soie qu'elle portait.

Les patients narcoleptiques parlent peu spontanément de ces phénomènes hallucinatoires, par crainte d'être pris pour des fous. Une fois ces rêves éveillés expliqués par le médecin, ils sont souvent rassurés. Quand les hallucinations sont très marquées, il leur faut un bon moment pour réaliser qu'elles sont fausses. Un de nos patients, agacé d'entendre lors de réveils nocturnes des bruits de pas, comme si un intrus traversait sa chambre, s'est levé dans le noir, a brandi le poing et s'est adressé à l'hallucination à voix haute en disant : « Ça suffit maintenant, viens te battre si tu es un homme ! », avant de comprendre ce qui se passait. Certains croient leur maison hantée et déménagent (pour retrouver les mêmes fantômes dans la nouvelle maison), d'autres brûlent leur matelas pour faire disparaître le corps qu'ils sentent dedans. Parfois, ces présences amènent les patients à penser qu'ils sont investis d'un don, et qu'ils peuvent prévoir les tremblements de terre ou les numéros gagnants du Loto. Pour vérifier que les hallucinations sont fictives, nombre de patients gardent une veilleuse près de leur lit ; d'autres, convaincus à demi, cachent sous leur matelas ou sous leur oreiller de quoi se défendre.

Habituellement, les médicaments qui réduisent le sommeil paradoxal, les cataplexies et les paralysies du sommeil permettent de réduire aussi les hallucinations chez les narcoleptiques. La similitude entre les hallucinations des narcoleptiques et les manifestations oniriques et physiques du sommeil paradoxal (imagerie et son, atonie musculaire) suggère que les hallucinations résultent de l'activation intempestive en éveil du système générant les images, sons et sensations des rêves. Il existe un système « ponto-géniculo-occipital » qui, chez le chat, envoie des impulsions à partir du tronc cérébral aux régions visuelles, auditives et sensitives du cortex pendant le sommeil paradoxal. On pourrait imaginer qu'il soit activé anormalement dans ces phénomènes de demi-sommeil.

La maladie de Parkinson

La maladie de Parkinson est une maladie neurologique de la motricité. Elle engendre une lenteur et une raideur des mouvements, ainsi que des tremblements. Les mouvements redeviennent plus fluides et rapides quand les patients prennent des médicaments qui augmentent la transmission de dopamine. Ces médicaments ont une efficacité très nette, mais peuvent être aussi à l'origine d'effets indésirables divers, dont des hallucinations.

Parmi 100 patients souffrant de maladie de Parkinson que nous avons interrogés, un quart rapporte ces phénomènes[3]. Ils sont toutefois moins marqués que dans la narcolepsie. Les hallucinations visuelles consistent surtout en des personnes (mouvantes) ou des animaux. Les patients ont souvent l'impression le soir, ou quand ils sont fatigués, qu'un chat passe, qu'une pierre qui roule prend la forme d'un lapin qui court, ou que le pied de la lampe prend l'apparence d'un visage de vieillard. Les patients peuvent les critiquer complètement ou partiellement : « Je vois un chat, mais ce n'est pas possible car nous n'avons pas de chat à la maison. » Après une anesthésie générale, un patient parkinsonien a cru apercevoir un poisson rouge nageant dans le verre d'eau qu'il s'apprêtait à boire. Il a alors pensé : « Si je dis à l'infirmière que je vois un poisson rouge dans mon verre, elle va me prendre pour un fou. Mieux vaut que je l'avale. » Et il a ainsi avalé son hallucination de poisson. Certains passent de l'insecticide sur le sol pour faire disparaître des fourmis qu'ils sont seuls à voir. En revanche, les hallucinations auditives ou tactiles sont très rares chez ces patients.

Lorsque le patient parkinsonien est envahi par un flot d'hallucinations visuelles, et qu'il n'arrive plus à les

---

3. Leu-Semenescu S., De Cock V. C., Le Masson V. D., Debs R., Lavault S., Roze E., Vidailhet M., Arnulf I., « Hallucinations in narcolepsy with and without cataplexy : Contrasts with Parkinson's disease », *Sleep Med.*, 2011, 12, p. 497-504.

critiquer (lorsque ses facultés de jugement diminuent, par exemple), il peut présenter un délire : il est convaincu que sa femme de 80 ans le trompe parce qu'il a vu un homme dans leur lit conjugal, au milieu d'eux deux ; il découpe l'oreiller ou le fauteuil avec des ciseaux pour faire sortir les petits personnages grimaçants qu'il voit à l'intérieur ; il prend un couteau pour se défendre contre des intrus dans son salon ou encore tente d'étrangler le sosie qui a usurpé l'apparence de sa femme. Nos collègues texans ont vu plusieurs de leurs patients tirer au fusil sur leurs hallucinations. Dans tous ces cas, la situation devient difficile pour la famille et il faut souvent hospitaliser les patients, réduire les médicaments à base de dopamine et mettre en place des traitements antihallucinatoires difficiles à manier car ils bloquent souvent l'effet de la dopamine et aggravent les difficultés motrices. L'une des hypothèses pour expliquer ces hallucinations et délires est que la maladie de Parkinson atteint non seulement la motricité, mais aussi les facultés intellectuelles supérieures, et que les patients avec ces véritables psychoses dopaminergiques deviennent déments.

C'est en investiguant les propriétés d'un nouveau médicament antihallucinatoire que nous avons été amenés à étudier le sommeil et la vigilance diurne des patients parkinsoniens hallucinés[4]. Il s'agissait à l'origine de déterminer si ce médicament n'aggravait pas les troubles moteurs et ne majorait pas la somnolence diurne. Nous avons donc enregistré jour et nuit le sommeil de dix

---

4. Arnulf I., Bonnet A. M., Damier P., Bejjani P. B., Seilhean D., Derenne J. P., Agid Y., « Hallucinations, REM sleep and Parkinson's disease », *Neurology*, 2000, 55, p. 281-288.

patients souffrant d'hallucinations sévères et de délire, sans trouble de conscience ni démence. Le premier patient a sonné l'infirmière au milieu de la nuit en lui demandant de faire sortir l'intrus tapi dans un coin de sa chambre. Celle-ci, entrée dans la chambre, a rassuré le patient en allumant la lumière et en lui montrant le coin vide de la chambre. Toutefois, il a fallu quelques minutes au patient pour croire l'infirmière plutôt que son hallucination, puis se rendormir. À l'époque, les enregistrements de sommeil se faisaient sur des rames de papier de format A3 centimétré : une nuit de sommeil consommait… 1 600 pages ! L'infirmière a donc noté au crayon sa venue dans la chambre du patient sur la feuille d'encéphalographie. Le lendemain matin, quand nous avons dépouillé le tracé et examiné page à page les stades de sommeil et de veille, nous avons eu la surprise de voir l'annotation de l'infirmière alors que le patient émergeait tout juste du sommeil paradoxal. Cela nous a immédiatement fait suggérer que le méchant homme tapi dans le coin de la chambre était un morceau d'image de son dernier rêve.

D'autres patients nous ont aussi fait part de leurs hallucinations en journée : l'un voyait un homme africain peul qui ratissait le sol dans un coin de sa chambre, l'autre des gangsters, le troisième des silhouettes de femmes couvertes d'un voile blanc, le quatrième de la neige tombant en plein été. Toujours, les visions apparaissaient en émergeant du sommeil paradoxal, stade qui faisait ainsi des intrusions brutales dans la veille, comme chez les narcoleptiques. Curieusement, très peu de patients faisaient le lien entre le scénario du rêve qui avait précédé et ces images qu'ils percevaient en reprenant conscience. Une seule patiente rapporta avoir parlé à son frère en rêve et lui avoir tenu la main ; en s'éveillant, elle sentait la main encore chaude de son frère dans la sienne, et avait, en baissant les yeux, vu qu'elle était coupée au niveau du poignet (sans sang) ; puis l'image et la sensation avaient disparu, comme évaporées. Il est probable que, dans la plupart des cas, le rêve précédant le réveil n'ait pas été mémorisé, faisant perdre au patient le lien entre rêve et hallucination. Quoi qu'il en soit, les endormissements directs en sommeil paradoxal en journée étaient observés chez 70 % des patients fortement hallucinés, suggérant qu'il pouvait exister dans la maladie de Parkinson une forme particulière de narcolepsie secondaire, sans cataplexie mais avec une forte somnolence, des hallucinations et un trouble comportemental en sommeil paradoxal. Ainsi, nous avons retrouvé cet aspect narcoleptique (endormissements brutaux et anormaux dans la journée en sommeil paradoxal) chez 40 % des patients parkinsoniens somnolents[5]. Ce résultat a stimulé les collègues de différents pays qui ont recherché dans les banques de données sur le cerveau de patients parkinsoniens si les neurones fabriquant l'hypocrétine dans l'hypothalamus (qui sont déficitaires dans la narcolepsie avec cataplexie primaire) étaient, comme les cellules fabriquant la dopamine, détruits par le processus de neurodégénérescence de la maladie de Parkinson. Deux équipes, l'une hollandaise et l'autre américaine, ont obtenu les mêmes résultats en même temps : en moyenne, les cerveaux de patients parkinsoniens ont perdu la moitié des cellules à

---

5. Arnulf I., Konofal E., Merino-Andreu M., Houeto J. L., Mesnage V., Welter M. L., Lacomblez L., Golmard J. L., Derenne J. P., Agid Y., « Parkinson's disease and sleepiness : An integral part of PD », *Neurology*, 2002, 58, p. 1019-1024.

hypocrétine, et ce chiffre est encore plus élevé quand la maladie est avancée[6]. Par conséquent, les médicaments utilisés ou développés dans la narcolepsie primaire ont ensuite été proposés aux patients parkinsoniens, surtout pour les maintenir éveillés lorsqu'ils avaient des attaques de sommeil diurne. Il a aussi été important de dire et d'expliquer au patient parkinsonien qui commence à avoir des hallucinations visuelles, et à sa famille, qu'il ne devient ni fou ni dément, mais qu'il souffre d'une maladie du sommeil paradoxal (en lien direct avec sa maladie de Parkinson), qui produit chez lui des rêves éveillés parfois très crédibles – au moins pendant quelques minutes.

Le syndrome de Guillain-Barré

Le syndrome de Guillain-Barré est une maladie neurologique rare et grave, probablement d'origine auto-immune. Elle se déclare une à deux semaines après une infection ou un vaccin. Les personnes affectées présentent alors une perte progressive de la force motrice, qui débute par une faiblesse à la marche ou en soulevant des objets, puis progresse en quelques jours pour aboutir à une paralysie souvent complète, qui remonte des pieds jusqu'au cou, puis au visage. Il s'agit en effet d'une inflammation des racines des nerfs au niveau de leur sortie de la

---

6. Fronczek R., Overeem S., Lee S. Y., Hegeman I. M., van Pelt J., van Duinen S. G., Lammers G. J., Swaab D. F., « Hypocretin (orexin) loss in Parkinson's disease », *Brain*, 2007, 130, p. 1577-1585 ; Thannickal T. C., Lai Y. Y., Siegel J. M., « Hypocretin (orexin) cell loss in Parkinson's disease », *Brain*, 2007, 130, p. 1586-1595.

moelle épinière qui en conséquence affaiblit les muscles innervés par ces nerfs.

Il est nécessaire d'hospitaliser rapidement ces patients pour les aider et surveiller que la paralysie n'atteigne pas les muscles respiratoires et ceux de la déglutition. Si c'est malheureusement le cas, ils sont placés en unité de réanimation, surveillés heure par heure, afin d'être en mesure de mettre en place une ventilation et une alimentation assistée dès qu'ils sont en danger. Cette assistance est maintenue de plusieurs semaines à plusieurs mois, jusqu'à ce que l'inflammation disparaisse, que l'enveloppe des nerfs se reconstitue et que les patients parviennent à respirer normalement, à déglutir et à parler, puis réapprennent à marcher.

L'unité de réanimation de l'hôpital de la Pitié-Salpêtrière et son responsable le docteur Francis Bolgert ont une longue expérience de ces patients. Après en avoir pris plus d'une centaine en charge, ce dernier s'est rendu compte que certains lui faisaient part, peu avant d'avoir besoin des soins de réanimation, d'étranges rêves et hallucinations. L'un d'eux avait pris le pied à perfusion et sa bouteille pour un bananier ; un autre lui signalait que les infirmières semblaient marcher sur les murs, comme si tout ce qui les entourait avait basculé de 90°. Un autre pensait porter des gants de mousse. Ces phénomènes étaient fréquents et décrits comme un « onirisme », une sorte de rêve éveillé. Ils avaient été attribués par les réanimateurs aux conditions de la réanimation : en effet, la paralysie, la fièvre, la déshydratation, le manque de communication, les mauvaises conditions de sommeil dans un service de réanimation où il y a du bruit et des soins vingt-quatre heures sur vingt-quatre, la lumière continue, les médicaments sédatifs ou antidouleur (surtout ceux à base de morphine) peuvent perturber rapidement les personnes qui y sont soumises et les faire délirer. Ce phénomène porte le nom de « délire de réanimation ». Mais ce médecin, qui avait une longue habitude de la réanimation et de ce syndrome, veillait à prévenir ces problèmes, au point de n'utiliser que très rarement les sédatifs ou les antidouleur. Il lui semblait donc qu'il s'agissait là d'un onirisme propre aux patients atteints de Guillain-Barré, qu'il n'observait pas chez d'autres patients pourtant soumis aux mêmes conditions de réanimation.

Avec une jeune neurologue, Valérie Cochen de Cock, nous nous sommes penchés sur ces patients, les interrogeant sur leurs rêves, leurs hallucinations et leurs délires, et enregistrant dès que c'était possible leur sommeil en réanimation, à l'aide d'appareils portables[7]. Parmi les cent trente-neuf patients étudiés, un tiers rapportait des rêves marquants, des illusions (surtout celle des infirmières marchant sur les murs), des hallucinations principalement visuelles, plus rarement des délires oniriques paranoïdes (c'est-à-dire basés sur de fortes hallucinations). Les cas les plus graves (les patients dont le système cardiaque et respiratoire se détériorait, et qui avaient l'inflammation la plus marquée) étaient les plus touchés par ces phénomènes hallucinatoires. Une femme affectée par cette paralysie nous a rapporté des rêves marquants tels que celui d'être promenée allongée sur un drap dans

---

7. Cochen de Cock V., Arnulf I., Demeret S., Neulat M. L., Gourlet V., Drouot X., Moutereau S., Derenne J. P., Similowski T., Willer J. C., Pierrot-Deseiligny C., Bolgert F., « Vivid dreams, hallucinations, psychosis and REM sleep in Guillain-Barre syndrome », *Brain*, 2005, 128, p. 2535-2545.

Paris (elle affirmait sentir les aspérités du sol quand le drap passait sur des pavés), tout en entendant les conversations des infirmières en fond sonore. Elle avait aussi vu, alors qu'elle était allongée, des personnages sortir des bras latéraux du respirateur. Ces personnages étaient des contorsionnistes, deux enfants, dont un petit blond, et une femme très maquillée, avec des ongles longs et colorés, habillée comme une actrice de spectacle balinais, qui dansait délicatement devant elle. Elle pensait même qu'on les avait placés là pour divertir les patients. Tous ces éléments l'avaient marquée et elle s'en souvenait encore plusieurs mois après avec une grande précision. Une autre patiente voyait le portrait de sa mère décédée s'animer et les bras sortaient du cadre et se dirigeaient vers elle comme pour l'emmener. À d'autres moments, elle voyait apparaître devant elle des figures, comme en fils de fer entrelacés, qui se transformaient en un carrosse magnifique à l'instar de celui de Cendrillon, puis en avion.

Malheureusement, les éléments hallucinés n'étaient pas toujours agréables : ainsi, cette patiente voyait une de ses amies, prénommée Christine, pénétrer dans la chambre et tuer son mari à coups d'aiguille dans le cœur. Affolée, elle prévenait les infirmières à l'aide de son ardoise magique. Celles-ci la rassuraient : ni son amie ni son mari n'étaient dans la chambre, ce dernier était bien vivant et avait téléphoné pour prendre de ses nouvelles, et elle était dans une chambre d'hôpital, en sécurité. Elle était transitoirement rassurée, mais dès que les infirmières quittaient la pièce, la diabolique Christine revenait et cherchait à débrancher le respirateur et à la tuer. Des mois après, elle rapportait ce délire hallucinatoire avec une grande précision.

Les enregistrements de sommeil de ces patients présentaient tous de nombreuses anomalies : sommeil rare et haché, composé d'un mélange d'éléments de sommeil paradoxal (tels les mouvements oculaires rapides) survenant dans d'autres stades de sommeil, irruption brutale du sommeil paradoxal en plein éveil, sommeil paradoxal sans atonie, disparition des phases profondes de sommeil, un ensemble d'éléments nommé *status dissociatus*. Au fil du temps, leur sommeil s'est peu à peu normalisé et les hallucinations ont disparu, alors que les patients étaient encore en réanimation.

Une fois de plus, ces phénomènes de rêves à demi éveillés semblaient en lien avec une détérioration des phases normales de sommeil et de sommeil paradoxal. Les patients les plus hallucinés avaient une réduction des concentrations d'hypocrétine dans le liquide céphalo-rachidien qui avait été prélevé par ponction lombaire au moment du diagnostic de syndrome de Guillain-Barré. Les patients, tout à fait conscients et en possession de toutes leurs facultés intellectuelles, étaient aussi intéressés que nous par des explications sur ces phénomènes oniriques anormaux et très marquants dont ils n'osaient faire part au début, par peur d'être pris pour fous.

Finalement, nous avons observé, dans trois maladies neurologiques très différentes – la narcolepsie (qui touche les sujets jeunes et affecte surtout la vigilance diurne), la maladie de Parkinson (qui touche plutôt les personnes de plus de 60 ans et affecte surtout la vitesse et la souplesse des mouvements) et le syndrome de Guillain-Barré (une maladie inflammatoire aiguë grave qui touche la racine des nerfs moteurs) –, des rêves marquants, différents d'avant la maladie, des illusions, des hallucinations et parfois mêmes de brefs épisodes délirants (basés sur les hallucinations). Or, dans les trois cas, il existe, à différents degrés, une maladie du sommeil paradoxal, qui est justement le sommeil au cours duquel les rêves et les perceptions visuelles et sensorielles sont les plus intenses. Les hallucinations surviennent aux deux bords de ce sommeil, au moment où il s'installe, anormalement, en plein éveil (alors que chez le sujet normal il survient après 50 à 100 minutes de sommeil lent), ou juste quand il se termine, comme si les dernières images et sensations du rêve persistaient alors que le patient a repris complètement conscience. Les images et sensations sont perçues comme tellement réelles qu'il est parfois difficile pour ces patients de se rendre compte immédiatement qu'il s'agit d'une création de leur cerveau et non de la réalité. C'est aussi une façon un peu particulière d'aborder les rêves, par ces fragments qui persistent brièvement en pleine conscience, et nous indiquent un monde peuplé d'images colorées, en trois dimensions, riche en personnages et en scénarios.

CHAPITRE 13

Les rêves peuvent-ils être prémonitoires ?

C'est la question redoutée à chaque intervention sur les rêves. Il y a toujours un auditeur qui la pose, très souvent d'après une expérience personnelle : « Une nuit, j'ai vu en rêve un homme que j'ai connu il y a longtemps et perdu de vue depuis plus de quinze ans. Il tombait d'un toit et mourait. Je me suis éveillé, choqué et surpris par ce drôle de rêve. Peu après, on m'a annoncé : "Tu te souviens de Jacques ? Il est mort. Il est tombé bêtement du toit qu'il réparait." Qu'en pensez-vous ? »

Un phénomène fréquent

Difficile de répondre d'un point de vue scientifique à la question des rêves prémonitoires, qui anime les hommes depuis la nuit des temps. Plus de 70 % des personnes interrogées disent avoir fait une fois au moins un rêve prémonitoire. Si l'on est certain que ce témoignage n'est pas reconstitué après coup et qu'il survient dans un contexte de très faible probabilité que ces faits soient liés au hasard, alors il ne peut que persuader le rêveur d'être visionnaire. D'un autre côté, 70 à 80 % des rêves ont un contenu négatif, et l'immense majorité est oubliée, ou retenue d'une façon suffisamment vague pour que sa trace soit malléable après coup. Il suffit qu'un événement dans la journée fonctionne comme un indice pour en rappeler la trace, et le rêveur aura l'impression d'avoir anticipé l'événement réel, sans imaginer qu'il a oublié des milliers d'autres événements en rêve. De plus, nos rêves baignent dans notre vie quotidienne et en sont totalement imprégnés. Dans ce contexte, il n'est pas totalement surprenant qu'une mère rêve de problèmes concernant ses enfants et que, dans l'ensemble des possibles, certains surviennent réellement.

Réussit-on un examen qu'on a raté en rêve ?

Nous avons tout de même essayé de tester l'hypothèse de la prémonition en rêve dans un contexte plus contrôlé. L'événement que nous avons choisi d'étudier était le concours d'entrée en faculté de médecine. C'est un concours difficile et très sélectif. Les étudiants de première année ont déjà été sélectionnés lors de leur entrée à l'université : tous bacheliers, tous ou presque titulaires d'un baccalauréat scientifique, dont beaucoup avec des mentions élevées. En décembre, après un trimestre d'enseignement, ils passent les examens correspondant à quatre matières. Sur les 2 324 étudiants de première année à l'université Pierre-et-Marie-Curie, seuls les

230 premiers passeront en deuxième année. Le soir du jour des examens, nous leur avons demandé à quoi ils avaient rêvé la nuit précédente, mais aussi s'ils avaient déjà rêvé du concours de médecine au cours du premier trimestre et, si oui, quels étaient les contenus de ces rêves[1]. Puis nous avons comparé leurs rêves à leurs résultats au concours, que nous avons obtenus quelques mois plus tard. Il n'y avait aucune prémonition dans les rêves : ceux qui échouaient en rêve n'échouaient pas plus en réalité, et *vice versa*. Au contraire, les dix premiers avaient tous fait des rêves horribles de retard et de copie blanche. En effet, les rêves de ces nombreux étudiants étaient dans leur majorité à tonalité négative (plus de 92 % des étudiants qui passaient le concours pour la première fois se le représentaient en rêve de façon négative) et tournés vers le concours : ils rêvaient qu'ils ne s'étaient pas réveillés à temps, que leur train était en retard, que les sujets distribués étaient illisibles ou qu'il y manquait des pages, qu'ils ne comprenaient pas les questions, qu'ils se trompaient d'une ligne en remplissant la grille de réponses ou qu'on leur annonçait qu'ils étaient classés 2 300e. On trouvait dans leurs rêves des événements tout à fait plausibles dans la réalité (ne pas avoir entendu la sonnerie du réveil, être bloqué dans le RER), mais aussi toutes les bizarreries particulières aux rêves du sommeil paradoxal. Un jeune rêvait qu'il lui fallait prendre un avion pour aller passer le concours, mais que le vol était annulé. Il devait donc y aller en camping-car à travers des routes sinueuses, toute

---

1. Grosliere L., Le Corvec T., Golmard J., Lascol O., Duguet A., Arnulf I., « Will you pass a competition that you previously failed in your dreams ? », *Conscious Cogn.*, 2014 (en révision).

la nuit, surveillant l'horloge et dépassant hélas l'heure fatidique du début de l'épreuve. Un autre se réveillait dans son rêve avec une douleur au ventre et préparait ses affaires. La douleur augmentant, il allait aux urgences et on lui annonçait qu'il allait être opéré de l'appendicite et ne pourrait pas passer le concours. Un autre voyait ses lunettes et sa carte de train éclater en mille morceaux, et paniquait à l'idée de ne plus pouvoir lire les sujets d'examen. Un autre commençait l'épreuve dans un grand hangar, mais n'avait pas de papier pour écrire. Il en demandait au surveillant qui lui donnait un pain à la place : il lui fallait écrire sur la mie, avec difficulté bien sûr, alors que tous les autres étudiants semblaient trouver cela normal. Certains s'imaginaient être accusés de tricherie. Seuls deux avaient rêvé qu'ils recevaient le « tee-shirt du major » en cadeau, c'est-à-dire qu'ils étaient premiers de leur promotion.

Certes, ces rêves désagréables étaient un peu plus fréquents chez les étudiants les plus anxieux, mais le niveau d'anxiété, mesuré par autoquestionnaire, ne les influençait que très modestement. De façon plus intéressante, plus les étudiants avaient rêvé du concours, même avec des mises en scène aussi problématiques, meilleures étaient leurs notes. Certains étudiants signalaient qu'ils rêvaient non seulement du concours, mais aussi de leurs cours. Parfois, il s'agissait de situations bizarres, telles que de voir tous les meubles présents dans leur rêve, y compris le rideau de douche, couverts des formules de physique à apprendre. Le rêveur pouvait aussi se poser des questions telles que : « Quel est, déjà, le nerf qui innerve le muscle court fléchisseur du pouce ? », ne pas savoir y répondre et se réveiller le cœur battant. Il lui était alors impossible de se rendormir sans avoir cherché dans un livre la solution à cette question d'anatomie tout à fait susceptible d'apparaître lors de l'examen. Une étudiante remarquait : « C'était comme si mon cerveau m'indiquait mes points faibles. »

Comment interpréter ces résultats ?

Sans aller aussi loin dans l'interprétation de ces rêves anxieux, on peut se demander si le cerveau pendant le sommeil n'anticipe pas les situations potentiellement périlleuses, tout en en cherchant les solutions. On est effectivement surpris de la fréquence des rêves concernant les procédures de l'examen, sa forme (l'heure, les documents et les objets nécessaires, les moyens de transport pour s'y rendre, la grille de réponse), plus élevée que les rêves concernant le fond des sujets. On pourrait comparer le cerveau lors de ces rêves anticipatoires à un joueur d'échecs qui envisage les coups un par un, surtout les plus dangereux (ceux à cause desquels il pourrait par exemple perdre un fou ou une tour). Tout se passe comme s'il fallait les avoir envisagés mentalement pour ne pas les jouer physiquement et ainsi optimiser ses chances de gagner la partie. Il n'est pas dangereux de rater son train en rêve, puisque le dormeur est dans une situation virtuelle sans conséquences. Mais avoir ressenti l'angoisse de découvrir qu'il est midi au lieu de 7 heures du matin parce qu'on a oublié de programmer son réveille-matin correctement rend sans doute l'individu plus vigilant sur ce point dans la vraie vie.

On retrouve ici, à un degré plus modeste, la théorie du psychologue finlandais Antti Revonsuo[2] sur la simulation virtuelle de menace en rêve, que nous avons déjà décrite lors des dangers vitaux (bébé qui tombe, plafond qui s'écroule, attaque par quelqu'un) vécus en rêve par les somnambules et les patients atteints de trouble comportemental en sommeil paradoxal. Revonsuo suggère que le nombre élevé de rêves négatifs, de bagarre, de conflits, la nécessité d'échapper à des dangers ou à une mort imminente, chez tous les êtres humains, même chez ceux ne souffrant d'aucun problème psychologique ou d'aucune maladie du sommeil sous-jacents, joue un rôle utile pour l'espèce humaine : celui d'un entraînement virtuel nocturne, en sécurité dans son lit, pour pouvoir faire face à toutes sortes de dangers. L'entraînement serait de bonne qualité, car les émotions associées aux rêves et cauchemars sont intenses, la représentation de la situation dangereuse très crédible, souvent en trois dimensions, avec sons, images et sensations corporelles comme en réalité ; en outre, le rêveur y croit dur comme fer, beaucoup plus que lorsqu'il regarde un film ou lorsqu'il imagine, les yeux fermés, la même situation. Il s'agit d'une réalité virtuelle très crédible, en quelque sorte. Michel Jouvet ayant montré que les rêves des chats (ou du moins ce qu'on en voit quand ils les extériorisent lors de comportements oniriques) sont essentiellement des simulations de chasse, de combat et de guet, Revonsuo en a conclu que si les mauvais rêves sont la règle et non l'exception, si les hommes partagent avec les animaux

2. Revonsuo A., Valli K., « Dreaming and consciousness : Testing the threat simulation theory of the function of dreaming », *Psyche*, 2000, 6, p. 1-31.

ces mauvais rêves et s'ils ont été conservés par l'évolution, alors ils présentent un avantage adaptatif. Pour ce qui est de nos étudiants en médecine, il est aussi possible que les rêves d'échec aux examens réduisent l'angoisse lors de l'épreuve réelle, puisque l'étudiant a vécu bien pire pendant son sommeil !

Cette étude nous a permis d'entrevoir une autre fonction du rêve, celle qui consiste à mettre en scène des situations de façon anticipatoire, à l'opposé des fonctions de réexécution (*replay*) d'événements déjà vécus ou récemment appris évoquées dans les chapitres précédents. Un psychologue allemand, Daniel Erlacher, qui travaille sur le sommeil et les rêves des sportifs, a interrogé sept cents athlètes de haut niveau sur leurs rêves : ils lui ont aussi rapporté, à une fréquence cependant bien plus faible que nos étudiants de première année de médecine, des rêves d'échec : retard lors d'une compétition, chaussures et matériel défectueux, annulation de l'épreuve, mauvais classement[3]. En revanche, il n'a pas essayé de mettre en lien ces rêves d'échec avec le degré de performance des athlètes lors de grandes compétitions. Si, là aussi, il y avait un gain de performance à faire ces rêves anxieux, alors on pourrait être plus certain de leur utilité cognitive, au-delà de la simple hypothèse selon laquelle ils permettent de réduire le stress.

Nous suggérons d'étudier les rêves des comédiens de théâtre avant leur première représentation, ceux des chirurgiens avant une intervention complexe programmée,

---

3. Erlacher D., Ehrlenspiel F., Schredl M., « Frequency of nightmares and gender significantly predict distressing dreams of German athletes before competitions or games », *Journal of Psychology*, 2011, 145, p. 331-342.

ou ceux de toute personne la veille d'une épreuve, en y recherchant les mêmes éléments de menace. Une chose est sûre, on peut rassurer tous ceux qui rêvent qu'ils échouent sur le caractère non prémonitoire de leurs cauchemars, et même sur leur vertu probablement bénéfique !

CHAPITRE 14

Les rêves lucides

En interrogeant Marie, une jeune patiente narcoleptique, sur la présence de cauchemars, qui peuvent être particulièrement horribles dans cette maladie, celle-ci m'a répondu : « Ah oui, j'en ai beaucoup fait quand j'étais plus jeune, mais je les ai maîtrisés et fait disparaître un par un. » Lorsque je lui ai demandé comment elle avait fait, elle a ajouté : « Je faisais par exemple un cauchemar récurrent de tsunami. Je me noyais, c'était horrible, je me réveillais à chaque fois trempée de sueur et en criant. Une nuit, y faisant face à nouveau, tout d'un coup je me suis dit à moi-même : "Oh non, pas encore ce rêve du tsunami ! J'en ai vraiment marre de lui..." Et là, surprise, l'énorme vague s'est modifiée, personnifiée, un peu comme dans une bande dessinée, des yeux sont apparus sur la vague, ainsi qu'une bouche qui m'a dit : "Excuse-moi, je ne voulais pas te faire de mal", et la vague a disparu pour ne jamais revenir. » Cette jeune patiente venait de me dire, avec ses mots et sans le savoir, qu'elle appartenait à la catégorie bienheureuse des rêveurs lucides.

Qu'est-ce que le rêve lucide ?

En règle générale, nous ne savons pas que nous rêvons quand nous rêvons. La perte de la conscience réflexive est l'une des caractéristiques des rêves : le dormeur ne sait pas qu'il rêve et adhère totalement au scénario qui se déroule dans son rêve, à la fois comme observateur et comme sujet. La perception que l'on est en train de rêver, expérience que nous avons quasiment tous déjà faite au moins une fois, est généralement très proche du moment du réveil et l'entraîne. Cependant, certaines personnes rapportent que, même si elles sont endormies, elles sont conscientes de rêver, au point de pouvoir diriger leurs rêves : faire apparaître des personnages à volonté, interagir avec eux, s'envoler face à des ennemis ou passer à travers des murs. Cette condition hybride est appelée « rêve lucide ». Elle fait partie des états de veille-sommeil dissociés, comme le trouble comportemental en sommeil paradoxal, les hallucinations liées au sommeil, la cataplexie, la paralysie du sommeil et le somnambulisme. En rêve lucide, deux niveaux de conscience coexistent chez le rêveur : le premier niveau ressent les émotions, court et vole dans le rêve (il se construit un scénario multimodal), alors que le deuxième niveau permet simultanément d'être conscient de rêver alors que le rêve continue (conscience réflexive) et d'en influencer le scénario (c'est le contrôle de l'intrigue : le rêveur choisit de traverser les murs ou de s'envoler face à un ennemi).

En rêve lucide, le rêveur est capable d'introspection et identifie la nature virtuelle du rêve en cours. Les rêves lucides sont souvent décrits par les dormeurs comme différents des rêves non lucides. Par exemple, lors des rêves lucides, les images sont beaucoup plus nettes et détaillées, et le rêveur ressent souvent une sensation d'euphorie lorsqu'il parvient à contrôler le déroulement de son rêve.

Le rêve lucide occasionnel est relativement fréquent : sur 919 adultes allemands interrogés, 51 % déclarent avoir fait l'expérience d'un rêve lucide au moins une fois. Les femmes et les individus jeunes sont plus souvent rêveurs lucides[1] (les plus lucides étant les enfants de 6 ans). D'une manière générale, les personnes qui se souviennent mieux de leurs rêves ont plus souvent fait l'expérience du rêve lucide. Cependant, les rêveurs lucides « à volonté », qui font plus de cinq rêves lucides par semaine, sont très rares.

UN GRAND PIONNIER

Le pionnier du rêve lucide fut certainement Léon d'Hervey de Saint-Denys, un sinologue français du XIXe siècle. Il devint spontanément rêveur lucide sept mois après avoir systématiquement dessiné chaque matin ses rêves à partir de l'âge de 13 ans. Il rapporte sa très riche expérience dans son livre *Les Rêves et les Moyens de les diriger*[2], publié en 1867, une lecture fabuleuse que nous recommandons à tous les passionnés des rêves. Sa

---

1. Voss U., Frenzel C., Koppehele-Gossel J., Hobson A., « Lucid dreaming : An age-dependent brain dissociation », *J. Sleep Res.*, 2012, 21, p. 634-642.

2. Hervey de Saint-Denys M. J. L. d', *Les Rêves et les Moyens de les diriger. Observations pratiques*, Paris, Amyot, 1867 ; texte en accès libre sur http://www2.biusante.parisdescartes.fr/livanc/?cote=54424&do=livre/.

démarche sur le sommeil et les rêves présente une qualité scientifique expérimentale qui dépasse largement celle de Freud dans son *Interprétation des rêves*.

LA MÉTHODE

Hervey se fait réveiller à différents moments du sommeil, utilise des odeurs ou des sons diffusés par son serviteur à son insu pour influencer son contenu onirique, et, quand il est lucide, fait des expériences sur sa capacité à raisonner, sur la possibilité ou non de parvenir à se tuer en rêve et sur celle de faire apparaître ou disparaître des images.

L'apparition d'une conscience réflexive au cours du sommeil paradoxal ne semble avoir aucune conséquence néfaste sur la santé du dormeur. À l'âge de 45 ans, Hervey de Saint-Denys avait affirmé qu'il était rêveur lucide toutes les nuits depuis l'âge de 14 ans, et en parfaite santé physique et mentale ; il mourut en 1892, à l'âge de 70 ans, alors que l'espérance de vie à l'époque était de 50 ans.

Cette expérience personnelle du rêve lucide n'a pu être partagée ni validée scientifiquement que beaucoup plus tard, par Stephen LaBerge de l'Université Stanford, en 1970. En effet, à partir de 1953, on sait que les mouvements oculaires rapides caractérisent le sommeil paradoxal. L'enregistrement des mouvements des yeux permet alors de repérer ce stade de sommeil de façon routinière dans tous les laboratoires de sommeil, mais il permet aussi aux rêveurs lucides de signaler leur état de lucidité à un observateur par un code de mouvements oculaires, par exemple en regardant quatre fois de gauche à droite horizontalement. Il devient alors possible de convenir d'une action avant de dormir et de la représenter mentalement en sommeil paradoxal, en prévenant l'observateur par ce code oculaire. Ce code oculaire est un véritable « télégramme du pays des rêves » envoyé par le dormeur pour avertir l'investigateur qu'il est en train de rêver. Jusqu'à présent, le rêve lucide a été démontré presque exclusivement en sommeil paradoxal.

À *quoi peuvent servir*
les rêves lucides ?

Le rêve lucide attire aussi des individus ne souffrant d'aucune pathologie, des « onironautes », dans le cadre des techniques de développement personnel. Lorsque nous avons commencé nos expériences sur ce sujet, nous avons été surpris du nombre d'adultes de très haut niveau intellectuel (des normaliens, des agrégés) qui pratiquaient le rêve lucide pour voyager avec plaisir dans leur rêve. Médicalement, la technique du rêve lucide est enseignée comme technique cognitive destinée à réduire les cauchemars : il devient possible de jouer avec le scénario du cauchemar comme un cinéaste et de le modifier ou l'affronter en sachant qu'il n'est pas réel. Hervey de Saint-Denys en donne un exemple personnel typique. Sur une période de six semaines, il fait le cauchemar récurrent suivant : « "Je n'avais pas conscience que je rêvais et je me croyais poursuivi par des monstres abominables. Je fuyais à travers une série sans fin de chambres en enfilade, ayant toujours de la peine à ouvrir les portes de séparation, et ne les refermant derrière moi que pour les entendre ouvrir de nouveau par ce hideux cortège, qui s'efforçait de m'atteindre et qui poussait d'horribles clameurs. Je me sentais gagné de vitesse ; je m'éveillai en sursaut, haletant et baigné de sueurs [...]. Une nuit pourtant, à son quatrième retour, et au moment où mes persécuteurs allaient recommencer leur poursuite, le sentiment de vérité se réveilla tout à coup dans mon esprit ; le désir de combattre ces illusions me donna la force de dompter ma terreur instinctive. Au lieu de fuir, et par un effort de volonté assurément très caractérisé en cette circonstance, je m'adossai donc contre la muraille, et je pris la résolution de contempler avec une attention fructueuse les fantômes que jusqu'alors j'avais plutôt entrevus que regardés. [...] Je fixai mes regards sur le principal assaillant, qui ressemblait assez à l'un de ces démons hérissés et grimaçants sculptés aux porches des cathédrales, et l'amour de l'étude l'emportant déjà sur toute autre émotion, je pus observer ce qui suit : le monstre fantastique s'était arrêté à quelques pas de moi, sifflant et gambadant, d'une façon qui tournait au burlesque dès qu'elle n'était plus effrayante. Je remarquai les griffes de l'une de ses mains ou pattes, comme on voudra, au nombre de sept et très nettement dessinées. [...] L'attention que j'avais concentrée sur cette figure avait eu pour résultat de faire évanouir comme par enchantement ses acolytes. Elle-même parut bientôt ralentir ses mouvements, perdre sa netteté, prendre un aspect cotonneux, et se changer enfin en une sorte de dépouille flottante, pareille à ces costumes fanés qui servent d'enseigne aux magasins de déguisements pendant le carnaval." [...] Ce rêve ne se renouvela plus[3]. » Ce type de technique (faire

---

3. *Ibid.*, p. 281-282.

face à l'ennemi ou à l'objet de peur en rêve et focaliser son attention sur lui dans le but de le décrire ou de le dessiner en éveil) est actuellement enseigné pour lutter contre les cauchemars récurrents.

Narcolepsie et rêve lucide

Quand Marie, la jeune narcoleptique, nous a fait part de sa lucidité en rêve, nous avons immédiatement interrogé plus de cinquante patients souffrant de la même pathologie pour savoir s'ils faisaient des rêves lucides, et si oui à quelle fréquence[4]. Ainsi, nous avons constaté que plus de 77 % des patients narcoleptiques rapportaient spontanément des rêves lucides, une notion inconnue auparavant, et qu'ils faisaient en moyenne huit rêves lucides par mois, surtout lors des siestes diurnes, siestes qu'ils faisaient très aisément, du fait de leur maladie. Ils utilisaient spontanément cette faculté pour faire disparaître des scénarios de cauchemars récurrents et les hallucinations désagréables.

La narcolepsie est à l'origine de nombreuses distorsions du sommeil paradoxal et du rêve, incluant des rêves abondants et marquants, des hallucinations de demi-sommeil et des confusions entre rêve et réalité. On comprend ainsi mieux que le phénomène de rêve lucide soit plus marqué dans cette population. Surtout, les patients narcoleptiques qui ont participé à nos expériences ont souvent réussi à nous faire des signaux oculaires de

---

4. Dodet P., Chavez M., Leu-Semenescu S., Golmard J., Arnulf I., « Lucid dreaming in narcolepsy », *Sleep,* 2014 (soumis).

lucidité lors d'épisodes de sommeil paradoxal en journée, alors que les sujets normaux qui se disaient rêveurs lucides n'y parvenaient pas la nuit en sommeil paradoxal. Ces patients peuvent vraiment aider la recherche sur les rêves grâce à cette capacité.

Comment induire le rêve lucide ?

Différentes techniques cognitives et différents modes de stimulation ont donc été développés pour augmenter la capacité d'obtenir des rêves lucides. Ces techniques sont nombreuses[5]. Parmi elles, il y a la tenue d'un carnet de rêves (ou un imagier de rêves, à l'instar d'Hervey de Saint-Denys qui a beaucoup dessiné les siens) le matin et lors des réveils au cours de la nuit. Cette technique permet d'augmenter la mémorisation des rêves. En outre, l'intérêt qu'on porte aux rêves semble augmenter les chances de lucidité. De façon très classique, comme cela a largement été démontré chez le sujet sain, le nombre de rêves remémorés augmente rapidement, leur longueur (mesurée par le nombre de mots du récit de rêve) et leur cohérence (réduction du nombre de lacunes dans le récit) aussi. L'individu étudie ensuite, à l'intérieur de sa propre collection de rêves, les caractéristiques oniriques du récit : invraisemblance, bizarrerie, exotisme, éléments vagues, illogismes et incongruités, dans la perspective de les reconnaître quand ils se reproduiront en rêve.

---

5. Stumbrys T., Erlacher D., Schadlich M., Schredl M., « Induction of lucid dreams : A systematic review of evidence », *Conscious Cogn.*, 2012, 21, p. 1456-1475.

La technique MILD (*mnemonic induction of lucid dreams*) vise à imaginer un scénario de rêve avant de dormir en cherchant à le mémoriser pour ensuite le reprendre lucidement en rêve. Elle est basée sur la capacité du cerveau à réexécuter les apprentissages de la journée dans la nuit qui suit. Cette technique se rapproche de la thérapie par renforcement cognitif de l'image (*image rehearsal therapy*), utilisée avec succès pour réduire les cauchemars récurrents : cette fois-ci, il s'agit de noter le cauchemar, de le relire en éveil, d'en changer la fin désagréable en une fin heureuse et de relire le scénario modifié avant de dormir. Cette technique semble plus efficace si elle est appliquée en se réveillant 30 à 120 minutes avant l'heure d'éveil habituelle (c'est-à-dire très tôt le matin), en restant éveillé pendant au moins une heure, puis en se recouchant, en se répétant le scénario à induire, pour ensuite induire des rêves lucides lors des épisodes de sommeil paradoxal de fin de nuit. Généralement, les rêveurs deviennent lucides aussitôt après un retour au sommeil paradoxal succédant à un bref réveil. Les rêves lucides se produisent aussi plus fréquemment au cours des dernières périodes de sommeil paradoxal.

La variante « Intention » de cette technique consiste non pas à chercher à mémoriser le scénario, mais à s'imaginer intensément, avant de dormir, en train de savoir que l'on rêve et que l'on dirige son rêve. La moitié des patients souffrant de cauchemars répétés à qui cette technique a été enseignée atteignent le rêve lucide en moins de trois mois.

Le « test de réalité » est aussi recommandé pour améliorer la fréquence de rêves lucides. Il faut, en journée, se demander : « Suis-je actuellement dans le réel, ne serais-je pas en train de rêver ? », tout en observant les éléments du décor et des perceptions qui valident sa réalité. La forte capacité du cerveau, pendant le sommeil, à réexécuter des actions ou les préoccupations de la journée peut donc permettre que cette question affleure à la conscience du rêveur lors des nuits qui suivent cette interrogation diurne. C'est aussi en s'apercevant qu'un élément de la scène est impossible (voler, être en maillot de bain au pôle Nord, voir son grand-père décédé) que le dormeur va prendre conscience qu'il est en train de rêver. À partir de cette connaissance, il peut faire des expériences : « Si je suis en train de rêver, alors je dois pouvoir m'envoler, ou passer à travers le mur, ou faire apparaître une star de cinéma » et entrer ainsi en rêve lucide dirigé.

La technique de réentrée en rêve, développée par les bouddhistes tibétains, consiste à réveiller brièvement le sujet en sommeil paradoxal (ou à profiter soi-même d'un éveil bref en phase de rêve) puis à se rendormir en comptant, tout en maintenant le plus possible sa conscience focalisée sur ce que l'on est en train de faire. L'idée est de maintenir sa conscience à un niveau plus élevé, plus proche de celle de l'éveil, alors qu'on retourne en sommeil paradoxal.

D'autres techniques de stimulations externes par des lumières ou des sons sont proposées et même vendues. L'idée est de réveiller partiellement le dormeur, ou au moins sa conscience réflexive, grâce à une stimulation lumineuse passant par des diodes rouges ou bleues émises par un masque lumineux posé sur le visage du dormeur. Elles n'ont cependant encore pas été validées.

Que se passe-t-il dans le cerveau ?

Lorsque nous avons observé le sommeil paradoxal lucide (repéré sur les enregistrements de sommeil grâce aux codes oculaires du dormeur), nous avons vu des mouvements oculaires aussi fréquents et aussi amples qu'en sommeil paradoxal non lucide, ainsi que la même abolition majeure du tonus musculaire. L'activité encéphalographique est la même en tout point du cerveau, à l'exception d'une petite région frontale qui est plus active en rêve lucide. Elle semble correspondre à cette zone du cerveau identifiée comme le « contrôleur de nos pensées[6] ». En effet, lorsque nous sommes éveillés, à chaque instant, cette zone examine nos perceptions et nos pensées. Par exemple, si, dans le train, nous pensons reconnaître un vieil ami, cette zone examine notre reconnaissance mentale et la juge comme plausible ou non (ce ne peut pas être lui, car à cette heure-ci il travaille dans une autre ville, par exemple). Jusqu'à présent, un seul rêveur lucide a pu être examiné en sommeil paradoxal lucide par imagerie fonctionnelle, technique qui permet de voir le cerveau plus en profondeur mais qui est plus difficile à réaliser. Avec les limites propres à l'expérience unique, on a observé chez ce patient l'activation de régions plus larges que le lobe frontal, régions qui sont impliquées dans la conscience de soi, la méta-cognition et la capacité d'analyse de ses pensées et les sentiments[7].

------

6. Voss U., Holzmann R., Tuin I., Hobson A., « Lucid dreaming : A state of consciousness with features of both waking and non-lucid dreaming », *Sleep*, 2009, 32, p. 1191-1200.
7. Dresler M., Wehrle R., Spoormaker V. I., Koch S. P., Holsboer F., Steiger A., Obrig H., Samann P. G., Czisch M., « Neural correlates of dream

Intérêt scientifique du rêve lucide

La recherche sur le rêve lucide peut permettre de comprendre le fonctionnement du rêve. Il est possible de convenir avec le dormeur, avant le sommeil, d'une action en rêve : « Après le signal oculaire, vous ferez le geste d'ouvrir et de fermer le poing droit puis le poing gauche alternativement, en rêve. » Bien sûr, les poings restent physiquement immobiles, puisque le dormeur en sommeil paradoxal, même lucide, est paralysé. Un groupe de chercheurs allemands a pu récemment réaliser cette expérience à l'intérieur d'une IRM fonctionnelle, toujours sur un seul individu tant le rêve lucide est difficile à obtenir[8]. Ils ont pu noter une activation préférentielle des régions cérébrales motrices commandant les mouvements de la main, plus marquée lors des mouvements effectués physiquement en éveil que lors des mêmes mouvements imaginés en éveil, et identique entre les mouvements imaginés en éveil et ceux rêvés en sommeil paradoxal. Autrement dit, dans ce cas précis, le cerveau utilise les mêmes zones lorsqu'il rêve d'une scène et lorsqu'il l'imagine. Cette toute première expérience ouvre la voie à d'autres, futures, qui aideront à connaître les régions qui s'activent selon le contenu dirigé du rêve.

Le rêve lucide peut aussi aider à déterminer si la respiration, qui est irrégulière en sommeil paradoxal, suit le

---

lucidity obtained from contrasting lucid versus non-lucid REM sleep : A combined EEG/fMRI case study », *Sleep*, 2012, 35, p. 1017-1020.

8. Dresler M., Koch S., Wehrle R., Spoormaker V., Holsboer F., Steiger A., Sämnn P., Obrig H., Czisch M., « Dreamed movement elicits activation in the sensorimotor cortex », *Curr. Biol.*, 2011, 21, p. 1-5.

contenu mental du dormeur. Ainsi, nous avons demandé à des rêveurs lucides de bloquer leur respiration après le signal oculaire de lucidité : les dormeurs sont bien parvenus à produire une apnée centrale (un blocage volontaire de 12 à 20 secondes de leur respiration) en sommeil paradoxal, visible sur les capteurs respiratoires. Lorsque nous les avons réveillés ensuite, ils ont rapporté avoir modifié leur rêve pour faire apparaître par exemple une odeur empoisonnée qui les obligeait à ne plus respirer. Par contre, ils avaient bien essayé, pour produire ce blocage respiratoire, de plonger dans une piscine et de nager sous l'eau, mais malheureusement quasiment tous avaient noté qu'en rêve lucide, ils respiraient tout à fait bien et ne manquaient pas d'oxygène ! Les rêveurs lucides signalent tous cette capacité à évoluer dans un monde virtuel qui ne respecte pas toutes les lois physiques du monde réel : en plus de s'envoler, ils peuvent aisément traverser les murs et les plafonds, par exemple. Cela indique que, dans le monde onirique, le rêveur se représente lui-même dans un corps complet (comme indiqué dans les chapitres sur les rêves des paraplégiques, des amputés, des aveugles et des sourds), évoluant dans un monde virtuel qu'il s'est construit, mais ne maîtrise pas totalement : tous les rêveurs lucides indiquent qu'ils peuvent modifier certains éléments du décor ou du scénario, mais que ceux-ci leur échappent en grande partie. Ils se comparent plus volontiers à des navigateurs choisissant une route parmi plusieurs en mer qu'à des scénaristes créant une histoire de toutes pièces.

La technique du rêve lucide peut aussi être utilisée pour analyser les capacités cognitives du cerveau rêvant : le rêveur qui lit un texte en rêve le déchiffre-t-il réellement, ou a-t-il la perception instantanée (presque « télépa-thique ») de son sens ? C'est une question typiquement neurologique. On peut demander à un rêveur lucide qui lit un mot en rêve d'essayer de le lire à l'envers : dans ce cas, il n'utilise pas le sens, mais déchiffre réellement les lettres une à une. Ne pas y arriver suggérerait une lecture « télépathique ».

Toutes ces expériences sont difficiles, car les rêveurs lucides capables de dormir, de rêver, d'effectuer le code oculaire qui correspond au signal de lucidité et de se rappeler en rêve l'instruction qui leur a été donnée avant de dormir alors qu'ils sont placés dans un appareil de mesure inconfortable et bruyant sont rarissimes : pour un seul étudiant qui a pu bouger la main mentalement en sommeil paradoxal lucide, plus de dix-huit autres ont dormi trois nuits dans l'appareil d'imagerie fonctionnelle sans parvenir à exécuter la consigne. Depuis que nous savons que les patients atteints de narcolepsie peuvent être de grands rêveurs lucides (et qu'ils dorment facilement, dès qu'ils le souhaitent), les volontaires narcoleptiques pourront aider à résoudre ces différentes interrogations sur le monde du rêve et son système de fonctionnement cognitif.

Conclusion

Le monde des rêves est immense et d'une richesse infinie. Il mérite d'être décrit avec précision, tel quel et surtout sans interprétation abusive. Il n'appartient pas exclusivement à un type d'explorations et d'explications, que ce soit la psychanalyse, les tenants d'explications religieuses, philosophiques, comportementalistes ou cognitives. Ce qui me frappe quand je parle du rêve en conférence, c'est le manque des connaissances de l'auditoire sur tout ce qui a été découvert ces vingt dernières années par de nombreuses équipes, souvent hors de France. Je note surtout des connaissances sur le lien du rêve avec le sommeil paradoxal et sur les théories psychanalytiques sur les rêves, qui ont été diffusées très largement auprès du grand public depuis cent vingt ans. Nous espérons que ce livre a permis de voir qu'il y avait d'autres approches pour décrire et parfois interpréter les rêves.

La méthode scientifique et expérimentale, qui a fait progresser tant de domaines scientifiques et médicaux, s'applique aussi au rêve, pourvu que l'on décide d'y voir une des activités cognitives les plus intéressantes du cerveau humain. De même, les maladies neurologiques et psychiatriques peuvent servir de modèles pour comprendre comment fonctionne notre cerveau pendant le sommeil. La neurologie pratiquée dans les unités cliniques de sommeil se penche sur des patients qui parlent, crient, se débattent, sourient, hallucinent, flottent au-dessus de leur lit dans leur sommeil. Leur comportement visible, leurs vocalisations, l'activité de leur cerveau, de leurs yeux, de leurs muscles, de leur cœur, de leur respiration, de leur pénis même, nous indiquent non seulement leur stade de sommeil, mais aussi une partie de leurs pensées les plus intimes mises en actes, révélées à l'investigateur. Leur récit de rêve, recueilli après coup, corrobore souvent ce qu'indiquaient les indicateurs vidéo, audio et neurophysiologiques. Cela permet de cerner mieux chaque jour cette fonction nocturne étonnante.

D'autres recherches sont en cours et accèdent peu à peu à la « matrice » du rêve : les rêveurs lucides sont capables de savoir qu'ils sont en train de rêver en sommeil paradoxal. Ils peuvent aussi modifier le contenu de leur rêve et décider de serrer mentalement la main droite puis la gauche. Réalisez la même expérience avec un rêveur placé dans un scanner d'imagerie cérébrale fonctionnelle, et vous saurez quelle partie du cerveau rêve, et laquelle commande la main en rêve. Une équipe française se penche actuellement, avec l'imagerie fonctionnelle et l'encéphalogramme, sur ce qui différencie les rêveurs et les non-rêveurs, c'est-à-dire ceux qui ne se souviennent jamais, ou si peu, de leurs rêves de ceux qui s'en souviennent facilement[1]. Il semble que les grands rêveurs se réveillent plus souvent, et que la région qui porte attention à ce que nous faisons ou ressentons soit plus active chez eux. Des chercheurs japonais ont réveillé plus de trois cents fois lors de multiples siestes et nuits des personnes au moment où elles s'endormaient, en stade 1, alors qu'elles étaient placées dans un appareil d'imagerie par résonance magnétique nucléaire fonctionnelle. En combinant la localisation des régions cérébrales visuelles activées, ce que les personnes disaient avoir vu juste avant de se réveiller, et des modèles informatiques de prédiction puissants, ils ont réussi à déterminer, avec un taux de réussite de 80 %, si l'individu qui était en train de s'endormir voyait devant ses yeux un homme, une femme, une voiture ou un gâteau[2]. Certes, on ignore (heureusement !) s'ils voient une star de cinéma ou leur belle-mère, et il ne s'agit « que » d'images d'endormissement, celles qui flottent devant nos yeux quand nous nous endormons, pas encore tout à fait de rêves – ce qui n'a pas empêché les journalistes de titrer : « On a construit la première machine à lire les rêves ». Beaucoup ont redouté la perte d'intimité que ces découvertes pourraient engendrer. C'est vrai, et il faudra toujours garder le secret médical sur ce que dit ou fait quelqu'un pendant son sommeil. Mais voici surtout la preuve robuste qu'il y a un support neural à ces images vues par le cerveau endormi.

---

1. Eichenlaub J. B., Nicolas A., Daltrozzo J., Redouté J., Costes N., Ruby P., « Resting brain activity varies with dream recall frequency between subjects », *Neuropsychopharmacology,* 2014, doi : 10.1038/npp.2014.6

2. Horikawa T., Tamaki M., Miyawaki Y., Kamitani Y., « Neural decoding of visual imagery during sleep », *Science,* 2013, 340, 6132, p. 639-642.

Le voile commence à se lever sur ce théâtre nocturne des rêves. Mais il restera sans doute encore dans dix ans une belle part d'inconnu et de merveilleux à l'activité de rêve. Cependant, souhaitons que ce sujet intéresse de jeunes chercheurs astucieux, et le progrès suivra vite. Rêvons-en !

Table

Ouvrage proposé
par Laurent Cohen

Cet ouvrage a été transcodé et mis en pages
par IGS-CP (L'Isle-d'Espagnac)

N° d'impression :
N° d'édition : 7381-3046-X
Dépôt légal : avril 2014

Imprimé en France

www.ingramcontent.com/pod-product-compliance
Lightning Source LLC
LaVergne TN
LVHW050900200726
843508LV00011B/2064